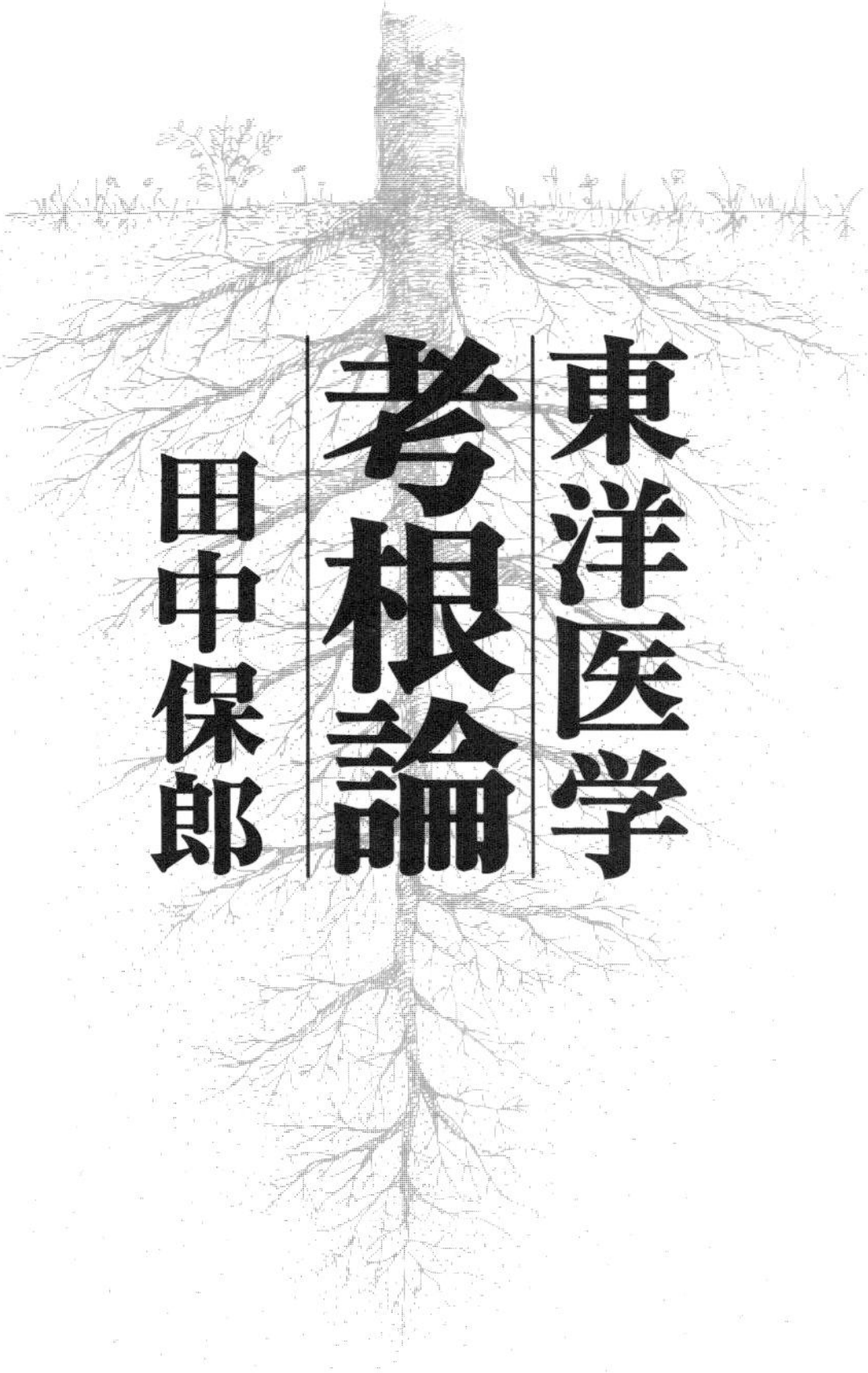

東洋医学

考根論

田中保郎

はじめに

あなたの家の庭にみかんの木があったとします。

もし花や葉が枯れたら、もし実がおいしくなければ、あなたはどうしますか？

もちろん花や実にたいする薬を使うこともできるでしょう。それでよくなることもあるはずです。しかし、それでも木の状態が改善しなかったり、木の不調がくりかえし起こるようなら、どうしたらよいでしょうか？

庭師なら、「根」をみます。水分の状態は適当か、肥料は十分か、温度は適当か、周囲の土は踏みつけられていないか、など根の周囲の状態に注目するはずです。

私は、もともと外科医として二十年近く西洋医学の立場から医療にたずさわりました。その後、開業しましたが、医師ひとりができる医療行為にはやはり限界があるとわかり、以前から興味を持っていた鍼治療を取り入れました。打開策としてはじめた鍼治療でしたが、これが、私が東洋医学と出会うきっかけとなりました。

試行錯誤しながら鍼治療や漢方中心の医療をしていくなかで、東洋医学は、西洋医学とは異なる場所、異なる次元で病気を診ている医学であるということに気づいてきました。私は西洋医学にたずさわっていたとき、人によって「病気になったり、ならなかったりする体調や体質」があることを不思議に思っていましたが、東洋医学こそ、この「個人の体調や体質」に向かう医学だったのです。

植物と同じように、患者さんの病気を診るときには、「花に向かう医療」もあれば、「根に向かう医療」もあったのです。

「花に向かう医療」とは、表に現れた症状をみて治療をおこなう西洋医学、「根に向かう医療」は、庭師のように、表(おもて)に現れない人間の根っこに向って治療を行う東洋医学です。

私はこの「根に向かう医療」を「考根論(こうこんろん)」として提案し、この考え方を通して、東洋医学が、より多くの方に受け入れられることを願っています。

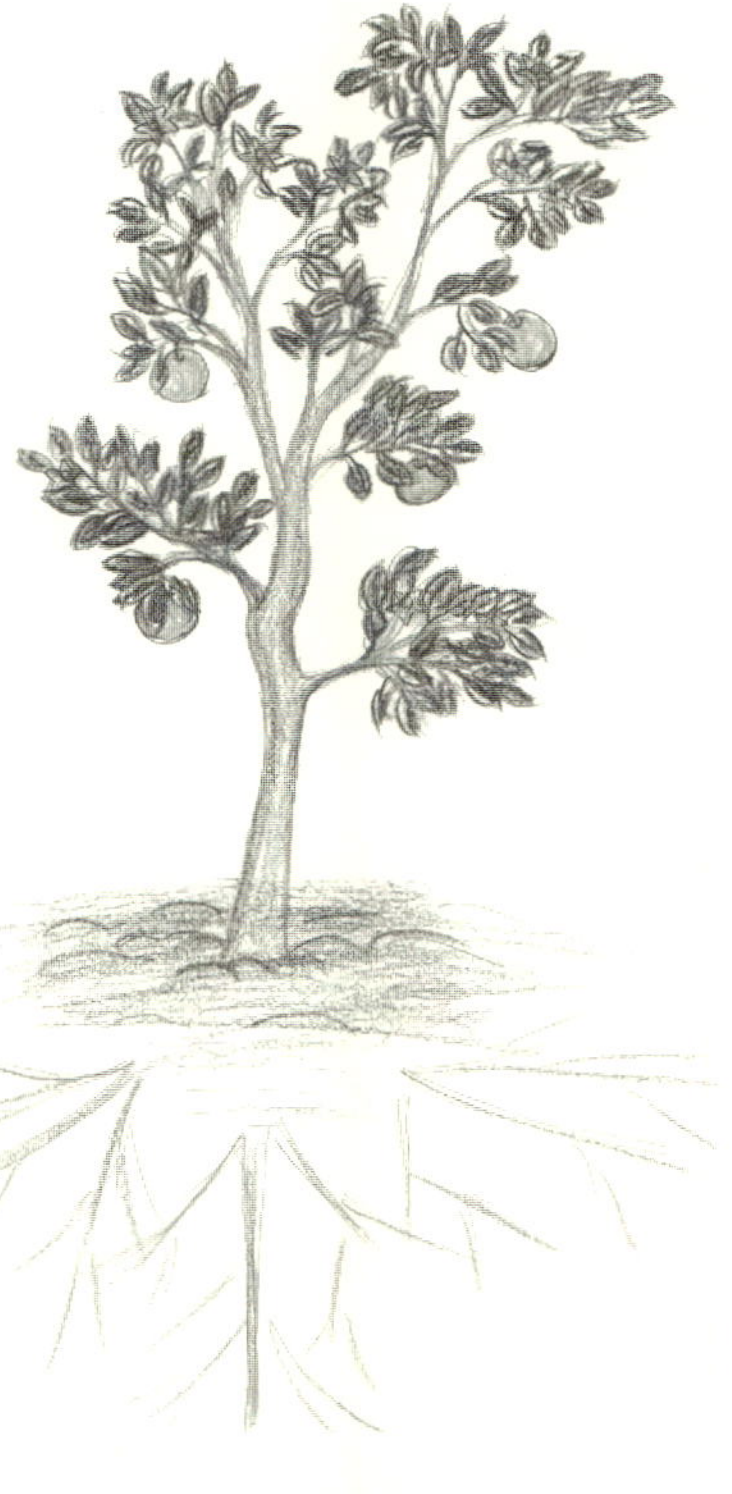

著者が「考根論」を語るために最初に描かれた
“シンボル”（田中医院の看護師　竹野直美 画）

東洋医学「考根論」

目次

表紙イラスト（章扉・本文カットも）犬塚　明子

第一章
東洋医学とは

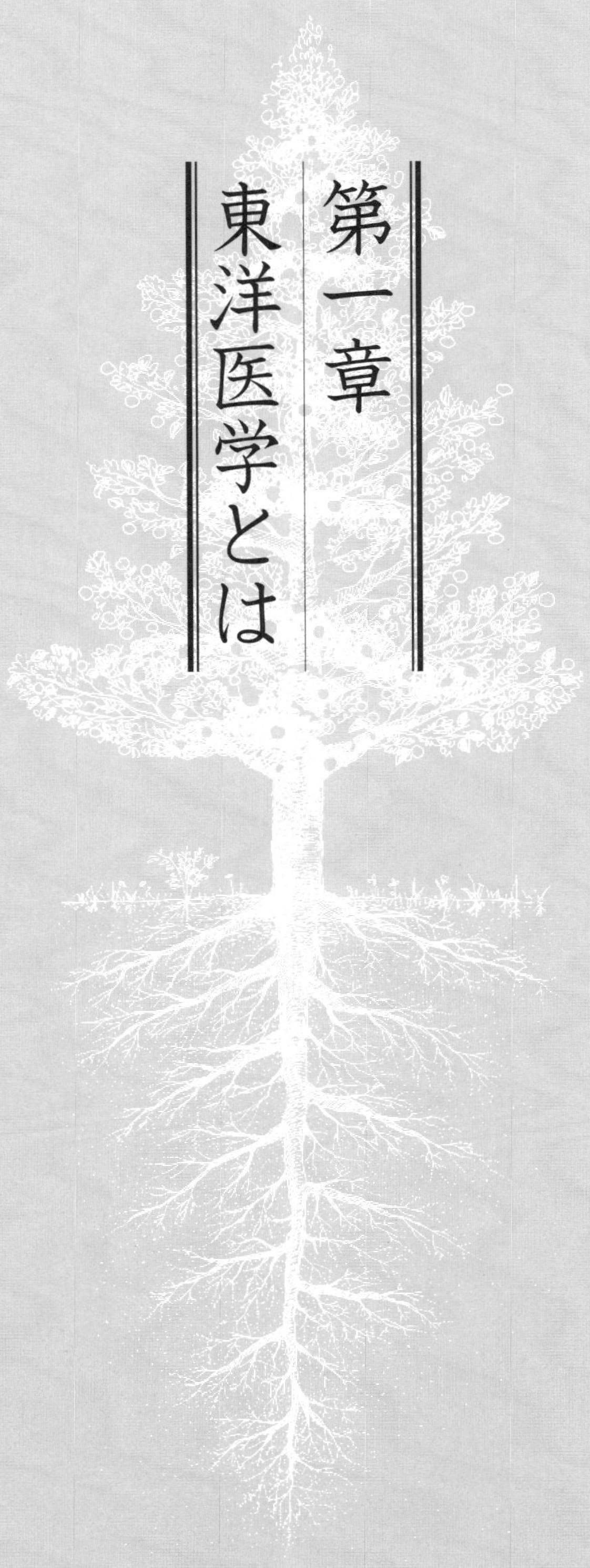

一　東洋医学の定義はあいまい

伝わらない概念

東洋医学とはどのような医学でしょうか。西洋医学と比較して何が違うのでしょう。この問いに関しては、東洋医学にたずさわってきた先輩医師たちにより、以下のような説明がなされてきました。皆さんも、いくつかは耳にしたことがあると思います。

・東洋医学は、心身一如の医学で、全人的医療を行う
・全身のバランスを整え、免疫力を高めるのが東洋医学
・病を診るのが西洋医学、人を診るのが東洋医学
・病気の症状に向かうのが西洋医学、人の体質に向かうのが東洋医学
・木を診るのが西洋医学、森を診るのが東洋医学
・人間をブラックボックスと考える医学
・鍼や漢方薬治療が東洋医学
・人間の体調を整え、免疫力を高め、病気を治す医学
・中国医学のバイブル『黄帝内経（こうていだいけい）』によると、自然・環境・遺伝・精神・肉体などあらゆる角度から人間の「本質」をとらえ、その人が何にたいしてどう反応しているかを把握する学問
・医学理論はいらない、治ればよいとする実利的医学

このように、東洋医学にたいする説明は、どちらかというと抽象的です。私も診療の際に、当初、患者さんにこのような説明をしたり、講演会でも何度も話してきましたが、ほとんど納得してもらえませんでした。自分自身も、前記のような表現では、わかったような、わからないような気持ちでしたので、他人に東洋医学の概念を説明しようとしても伝わらないのが当然でした。

そこで考えついたのが、植物にたとえて西洋医学と東洋医学を説明する方法です。この章では、東洋医学とはどのような医学か知っていただき、後半で西洋医学との比較をしていきたいと思います。

二　東洋医学は「寒熱」の医学

「寒熱」にこだわれ！

漢方（東洋医学）では患者さんの「証（しょう）（体質のこと）」にしたがって治療を行います。この「証」をみきわめるものさしとしては、以下のようなものがあります。

・虚実（きょじつ）
・寒熱（かんねつ）
・表裏（ひょうり）
・陰陽（いんよう）
・気血水（きけつすい）

腹診、問診、脈診、舌診を行いながら、これらを判断していきます。このなかで、私が臨床上、最も参考にしている「寒熱」について説明しましょう。

私は東洋医学を独学で学び、その間、多くの本を読みました。どの本にも「東洋医学で患者さんを診察する際には、〝証〟が要となる」と書いてありましたが、私自身十分に理解することができませんでしたし、患者さんや他の医師が納得できるように説明することもできませんでした。

一冊の本との出会い

東洋医学をはじめるまで、西洋医学と考えの違う医療が存在するなど想像していませんでした。また、西洋医学の「対症療法」にたいして、東洋医学は「対証療法」であるということを本で勉強しても、具体的にはどういうことなのか、つかめませんでした。とくに「対証療法」の治療の決め手であるといわれる「実証」「虚証」については理解することができず、途方に暮れていました。

このように手さぐり状態のまま、漢方薬による治療に取り組んでいたころ、偶然ある一冊の本に巡り会いました。劉大器先生の『漢方　日本人の誤解を解く』（講談社）です。講談社に勤務していた友人がダンボールいっぱいの本を送ってくれた中の一冊でした。

日本において漢方の正しい使い方や薬膳の普及につとめてこられた劉大器先生は、この本の中で、「実証、虚証にこだわるな、患者さんの〝寒熱〟にこだわって治療をせよ」と述べられています。これは「実証」「虚証」の理解に苦しんでいた私にとって、目の覚めるような一文でした。そして、その後の私の東洋医学に対する考え方を大きく変え、医師としての私を成長させてくれました。

劉先生の本によると、漢方医学における「寒熱」の考え方は、中国では基礎中の基礎だそうです。「寒熱」こそが人体の「本質」、つまり「証」を見極めるための最も重要なファクターであり、ものさしとなるというのです。

「寒熱」は医療の基礎

たしかに、この「寒熱」の概念は、患者さんの「証」をとらえるときだけでなく、薬の作用を理解し処方するときや食事の内容を考えるときなど、さまざまな場面で非常に役立ちました。たとえば、患者さんに漢方薬を処方するときも、まずそれぞれの漢方薬に冷やす働きがあるのか、温める働きがあるのかに注目するようになりました。また、患者さんの体調がわるい場合も、冷えているのが原因なのか、熱を持っているのが原因なのかということをまず判断するようになりました。これによって治療が一段としやすくなりました。「寒熱」という概念は「虚実」にくらべて理解しやすく、これは私たち医師だけでなく、患者さんが東洋医学を非常に身近なものにする可能性を秘めていると思います。

手足が冷たい（寒体質）⇕温かい（熱体質）、便が下痢気味（寒体質）⇕便秘気味（熱体質）など、「寒熱」は、私たちの体のさまざまな部分に反映されます。理想は、「寒」でも「熱」でもない「中庸」[1]。いわゆる「冷え」もなく、「ほてり」もない状態がよい、と考えられているのです。また、「寒熱」を含む「証」は、すべてが生まれつきのものでもなく、その時々の体調によって変化し[2]、「寒熱」の状態は、ある臓器（部分）は冷え、ある臓器（部分）は「熱」の状態になったりと、まだら状態になることもあります。東洋医学は、それらを総合的に見ることで、個人の「体質」をきわめて、詳細に判断します。

最初に、東洋医学は、「根に向かう医療である」ということを申し上げましたが、さまざまな部分のなかでも、とくに、病巣や腸管（じつは、腸管が体の根にあたるのです）の「寒熱」を第一に考える医学なのです。

三　もうひとつの医学――東洋医学は根に向かう

病気をとらえる際は、西洋医学的には病気の原因をまず考えます。ある原因が、すべての人に同じ結果をもたらすなら、それは、その病気をおこす唯一の原因として認められます。たとえばコレラなどの法定伝染病のように、感染すれば誰もが必ず発症する病気、外傷や出血など外科的治療を必要とする病気です。これらは多くの場合、原因がひとつで、症状に向かう対症療法が唯一の治療方法となります。

病気になる人、ならない人

しかし、ある原因がすべての人に同じ結果をおこさないときは、ほかの原因も考えなければなりません。たとえば、インフルエンザは、その原因となるインフルエンザウィルスに感染しても、発病する人と発病しない人がいます。花粉症やストレスによる心身症、また喘息、アトピー性皮膚炎といったさまざまな慢性疾患もそうですが、発病する人と発病しない人には、どこに違いがあるのでしょうか。

外科医として西洋医学を実践してきた私は、この発病したりしなかったりするその差は、個人の「体質」の違いに大きく左右されるもので、その領域は現代の医学で対処できないと考えてきまし

花が病んだとき（西洋医学と東洋医学の違い）

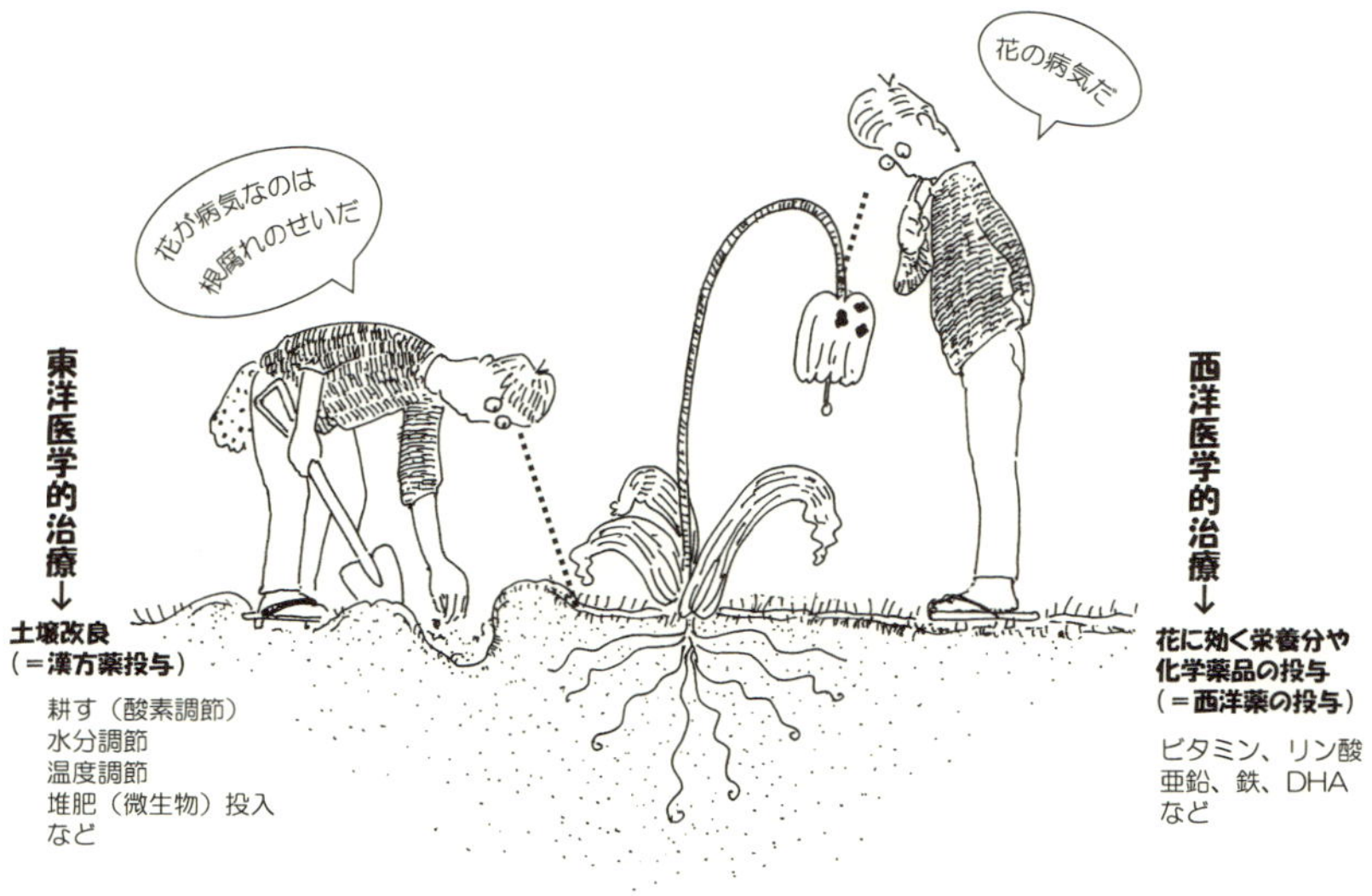

た。

しかし、漢方薬をもちいて診療をしていくうちに、東洋医学はまさに「個人の体質」に向かう医学であることに気づいてきたのです。東洋医学は、西洋医学では治せなかった、さまざまな慢性疾患を治すことができるのです。

医療は、西洋医学しかないような考え方にたいして、私は、東洋医学を「もうひとつの医学」と呼んでいます。

人間の根は「腸管」

あるとき、自宅の庭を眺めながら、植物には、花が病んだ時に、「花」に向かう治療と「根」に向かう治療があることに気がつきました。そして、この二通りの治療法が、人間にもあてはまるのではないかと思ったのです。

園芸の世界では「花が病んだら根を太らせよ」という格言がありますが、このとき私は、東洋医学が「病巣だけではなく、体の根の状態を見ながら治療する医学」に違いないと思ったのです。

植物の根は栄養や水分を吸収します。人間でいうならば、その「根」の機能を持つのは「腸管」なのです。「腸管」の異変はさまざまな病気を引き起こし、逆に、その「腸管」の状態を整えることによってさまざまな病気を治せる――このことに気がついてから、さっそく私は「腸管」を意識した腹診を実践し、「腸管」の状態を改善することを目標に、漢方薬を処方しはじめました。すると、治療において目をみはる成果がでてきました。そして「東洋医学は根、つまり腸に向かう医学なのだ」ということを患者さんや友人の医師に話すと、いままでとは違う反応が見られました。また講演会でも、これまでは漢方には批判的で聞く耳を持たなかった人まで、私の話を、興味を持って聞いてくれるようになりました。(「腸管」のくわしい定義は第二章で述べます)

四　東洋医学と西洋医学の比較

ここからは「東洋医学」と「西洋医学」がどのように異なるのか、見ていきましょう。

根に向かう医学と花に向かう医学

ここで、「はじめに」のみかんの木の例を思い出してください。花が病んだとき、花にたいする薬を使うこともあります。しかし、それでも不調が続けば根や土の状態をみます。対策としては、土壌への肥料、堆肥の投入や、水分、温度などを調節したり、酸素が十分にいきわたるように、囲いを作って土を踏みつけないようにします。このように花に異常がみられた場合、花に向かう治療が「対症療法」で、根に向かう治療が「対証療法」になります。

同じことを人間に置き換えて考えてみます。たとえば、あなたが鼻炎(びえん)だったとします。あなたは何科の病院に行きますか？　おそらく、多くの方は耳鼻科に行かれるでしょう。耳鼻科の治療によって鼻炎が治ればそれで問題はありません。しかし、なかにはまったく治らなかったり、一時的には

MEMO① 「名医」は「もうひとつの医学」を知っていた？

世界的な名探偵シャーロック・ホームズは、イギリスの作家コナン・ドイルが作品中で創り出した架空の人物です。皆さんもご存じのこの名探偵には、じつはモデルとなる人物がいたという話を聞きました。ドイルは英国のエジンバラ大学で医学を修めましたが、そのときの恩師である外科医のベル博士は、診察室に来た患者の職業から生活環境までを的確にいい当て、患者はもちろん、周囲の医師や看護師を驚かせたそうです。ドイルは大学を去ってから開業医として八年間を過ごしましたが、その余暇に探偵小説を書きました。その小説の主人公である名探偵・ホームズは、かつてドイルの師、ベル博士であったといわれています。ベル博士は、いわゆる私がいう「もうひとつの医学」と同じ方法で患者を診ていたのではないかと思います。おそらく当時、「名医」であったに違いありません。きっと、ドイルは恩師であるベル博士のやり方に習って、患者を治療していたのでしょう、経営状態は悪かったようです。ドイルが、小説を書くようになったのも、その少ない収入を補うためであったと伝えられています。皮肉なことに、昔から「名医」は儲からないといいます。

改善されても根本的には治らないという患者さんがいらっしゃいます。このように慢性的に体の異常が続くとき、原因はどこにあるのでしょうか？　医師は、患者さんのどの部分を診ればよいのでしょうか？

もう答えはわかりますね。「腸」です。この「腸管」に向かう医療が「対証療法」なのです。

病気は、

① 土壌改善が必要な場合（東洋医学の得意分野）
② 実や花への対策が必要な場合（西洋医学の得意分野）
③ 実や花への対策と土壌改善の併用が必要な場合（東洋医学と西洋医学の併用）

の3つに分類することができると思います。

科学技術の進歩にともなって発展した西洋医学も絶対に必要な医学です。しかし、これだけでは不十分で、病気の根本に立ち向かう東洋医学も必要なのです。東洋医学がすべての医学でもないし、西洋医学がすべての医学でもないということは、植物の例を考えても理解していただけるのではないでしょうか。

二つの医学の違いについて、それぞれに具体例をあげながら見ていきましょう。

東洋医学と西洋医学の治療方針の違い

① インフルエンザ、風邪の患者さんに

西洋医学：抗ウイルス剤、抗ヒスタミン剤、解熱剤(げねつざい)、抗生物質を投与し、治療をおこなう

東洋医学：症状の出かたは個人の体質により異なる、という考えから、発熱、関節痛、頭痛、

咳、下痢、吐き気、寝汗など、さまざまな症状をおこす体質を見つけだし、治療をおこなう

②　熱がある患者さんに
西洋医学：解熱剤を投与する
東洋医学：高熱があっても寒気をともなうときは、体の「表」は熱く、体の「裏」は冷えている「真寒仮熱」と判断。解熱剤の投与は、体の「裏」（p19図参照）を冷やしすぎるので投与を禁止することもある

③　喘息（ぜんそく）、アトピーなどのアレルギー疾患の患者さんに
西洋医学：原因物質からの回避をすすめたり、発作止め、痒み止めを投与する
東洋医学：原因となる「寒熱」の異常や「血や水」の異常をおこした体質の改善をめざす（とくに小腸の状態を改善する）

④　胃癌（がん）の患者さんに
西洋医学：手術で癌（がん）細胞を取ったり、抗がん剤の投与を行い、進行を食いとめようとする
東洋医学：胃癌を発病させる体質を見つけ出し、進行を食いとめ、再発防止をめざして、体質改善をおこなう

⑤　膀胱炎（ぼうこうえん）の患者さんに
西洋医学：抗生物質や解熱剤を投与する
東洋医学：膀胱炎（ぼうこうえん）をおこしやすい体質（冷え、神経質、血の道）に対処する

⑥　糖尿病の患者さんに
西洋医学：食事・運動療法の指導やインシュリンの投与などで、改善をはかる
東洋医学：インシュリン産出の臓器である膵臓の状態を改善したり、精神状態を安定させて、生活習慣を改める指導を行い、腸内細菌を丈夫にして、血糖値を正常にする

⑦　腰椎ヘルニアの患者さんに
西洋医学：手術によって対処することもある
東洋医学：ヘルニアをおこす体質の原因を追求し、その体質改善をめざすこともある

⑧　不眠症、高血圧、頭痛や肩こり、便秘などに
西洋医学：睡眠薬、降圧剤、鎮痛剤、下剤などで、その症状を取り除く
東洋医学：それぞれの症状を呈する体質を見つけ、それを改善する

このように、東洋医学と西洋医学は、異なる角度からアプローチする医学なのです。また、東洋医学はすでに発病している状態だけでなく、発病する前の状態（未病）にも有効であるのが特徴です。

東洋医学は、患者さんのなにを見るか？

東洋医学がどのように患者さんに向かっているのか、もう少しくわしく説明しましょう。

植物において「根」に影響を与えるのは、根の周囲にある「土」の状態です。そして、植物を育てるうえでは、その「土」の温度、水分、土のサラサラ度、微生物の四つが問題になります。

いっぽう、人間の「腸」に影響を与えるのが「お腹」の状態です。患者さんの体の具合を診る

うえでは、「お腹」の温度、水分、お腹の血のサラサラ度、腸内細菌の状態の四つが問題になるのです。多くの漢方薬は、まさにこの「お腹」状態を整えるために開発された薬なのです。

そのアプローチの方法として、

(1)　病気の原因はどこにあるのか？

症状を起こしている部位に原因があるのか、あるいはほかの場所に原因があるのか？（つまり原因病巣は花なのか、根なのか）

(2)　ほかの場所ならば、それは体の表面か、腸の上部か、腸の中部か？

つぎの丸い図は、体質を説明するための人体の模式図です。Aの円は、体の表面（表証）、

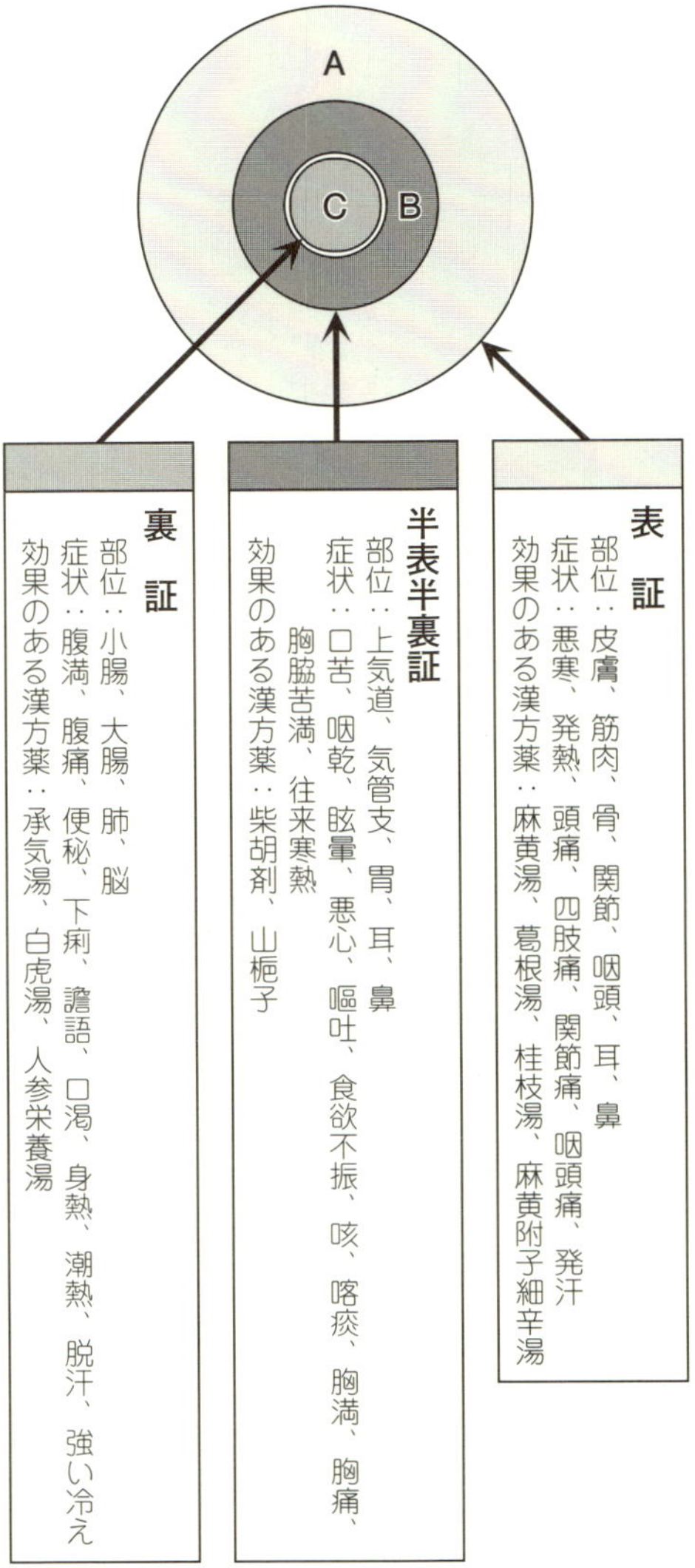

Ｂの円は、腸管の上部（半表半裏）、Ｃの円は、腸管の中部（裏）をあらわしています。そして、病気の原因となる部位とそのときにあらわれる症状を紹介しています。

(3) 原因となる場所の水・温度・血のサラサラ度をどれくらいに調整すればよいか？

(4) それらの場所に異常を起こす、薬剤や食べ物や飲み物を使用してないか？

これらを考えながら、患者さんの体を総合的に判断し、治療しているのです。

たとえば、アトピーなどは、西洋医学では、原因物質から遠のき、皮膚の炎症を抑えることに終始する傾向にあり、結局、根本的な治療ができないままになってしまうことが多いのです。じつは、体の表、半表半裏、裏のどの部分が弱っているかで投与する薬が違うもので、同じように見える喘息の場合でも、咽頭などに問題があれば「葛根湯（かっこんとう）」など、気管支などに問題があれば「柴胡剤（さいこざい）」など、そして、小腸に問題があれば「人参栄養湯（にんじんえいようとう）」などを投与すると改善する可能性は高いのです。

「植物の根元」を見つめるにしても、根元にもいろいろな部位があるということです。

この東洋医学と西洋医学を行う医師は、どのように区別することができるでしょうか。

「内科医」と「外科医」の区別は何か？

私は本来、外科医でした。外科医とは、体にあらわれた悪い症状にたいし、「メスを持って病気に立ち向かう」のが役割であると長年理解してきました。しかし、その後、漢方薬を使用するようになり、「自分は内科医になったのか？」という疑問をもつようになりました。そこで、私は「内科医とは何ですか」と多くの「内科医」と称する先生方に問いかけました。

「メスを持たない医師が内科医である」という先生がいらっしゃいましたが、「では、内視鏡のメスはどうなるのですか？（実際、内視鏡を使って患部の切除を行うことは、内科医もしている）」との質問には窮していらっしゃいました。

また、「検査を主体に医療を行なうのが内科医」である、と答える先生もいらっしゃいましたが、外科医や検査技師も検査を行います。

私が尊敬する、ある外科医の先生は、「現在の内科医は、〝内科外科医〟である」といわれました。

このように、現場の医師でさえ、内科医と外科医の区別ができない、というのが現状なのです。

考根論的「外科医と内科医」

東洋医学では「口から食道、胃、十二指腸までは人間の体の中にあるが、まだ〝内の外〟である」という考え方があります。食べ物は、小腸ではじめて吸収されるからです。このことは、「内科」と「外科」の区別のヒントになるかもしれません。つまり、腸の異変に対処する医師が「内科医」であると考えることができるのではないでしょうか？

すると、小腸より前のものを見て、「対症療法」を行っている現在の西洋医学を行う医師はすべて「外科医」、逆に、小腸を見て「対証療法」を行う医師が「内科医」であるということができるのです。つまり、内科医であるためには、東洋医学を学び、腸、つまり病気の根を診るべきではないかと思うのです。

五　腹診で「病気の根」がわかる　――花が病んだら土を診ませんか

私は外科医として、二十年近く西洋医学にたずさわってきました。西洋医学においても、患者さんの腹部の触診をおこないます。腫瘍はないか、腹膜の炎症反応はないか、腹水は溜まってないか、肝臓が腫れていないか、腫れているのならば、その表面の形態はどうなっているのかなど、お腹の形態学的変化を知るための「腹診」です。しかし、レントゲンや超音波、CT、MRI検査などの科学的な検査の発達により、医師の五感や経験にたよった診察はすたれてしまいました。この状況は、腹部の診察だけでなく、脳や循環器、骨や筋肉を診る整形外科の領域の診察においても同様です。たとえば肝臓を診るときに、大学教授の触診による診察よりも研修医の超音波検査による診察が、より正確で、患者さんも納得するのならば、しだいに触診をしなくなるのもうなずけるのではないでしょうか？　胸部の診察においても同じことです。心臓も、聴診器のみを用いたかつての診察よりも、高性能の機械を導入した現代の診察を医師も患者も信頼するようになってくると、医療機器の進歩とともに西洋医学の診察方法が変化するのは当然です。

西洋医学で忘れられた腹診

聴診器や触診は意味がない？

以前、某県立病院で働いたころ、内科部長の外来診察についていると、先天的な奇形で心臓が右側にある患者さんがいらっしゃいました。しかし、その部長は、左に心臓がある人にたいするマニュアルどおりの部位で聴診をおこない、「異常なし」とカルテに記したのです。その出来事をきっかけに、私は、聴診器の診察はあまり意味を持たないのではないかと思いはじめ、患者さんに聴診器をあてることや触診することをやめたので、一時期、患者さんからの評判を落としました。

このように、多くの西洋医学の医師は、医療技術の進歩とともに、五感や経験にたよった診察に必要性を見いだせなくなり、結果、そのような診察は形式的になってしまったという現実があるのではないでしょうか。

東洋医学で「腹診」は重要

しかし、東洋医学においての「腹診」の意味するところやその重要性は、西洋医学の「腹診」とは比較にならないほど大きいものです。西洋医学の「腹診」では、「お腹の形態学的な異常を診る」と述べましたが、それにたいし東洋医学は「腸に宿っている人の本性、本質を診ている」からです。その腸をとりまくお腹の診察は、患者さんについての寒熱、水分の状態、血流や血のサラサラ度、精神状態などのさまざまな情報を与えてくれます。

では、具体的に「腹診」でどのようなことがわかるか、お話をするまえに、「腹診」という診断方法がどのように体系化されたか紹介しましょう。

「腹診」は日本で発達した

東洋医学は三千年の歴史を持つ中国で発達した医学なので、当然、「腹診」も中国で行われてきたのだろうと皆さんは思われるでしょうが、実際は違います。中国での診察は、問診、脈診、舌診が中心で、「腹診」は普及していませんでした。犬など動物にとってお腹を見せることは服従を意味しますが、おそらく、これと同じ考え方から発展しなかったのではないかと思います（日本でも高貴な人には、直接、お腹に触れることはできなかったようです）。しかし、現在行われている日本の東洋医学は、中国から輸入された後、江戸時代中期になって日本独自のかたちとなった診療体系となり、中国では一般化されていない「腹診」が、日本の東洋医学では診察の中心となっているのです。この「腹診」の重要性をいいだしたのは、吉益東洞（よしますとうどう）という人です。

「腹診の父」吉益東洞

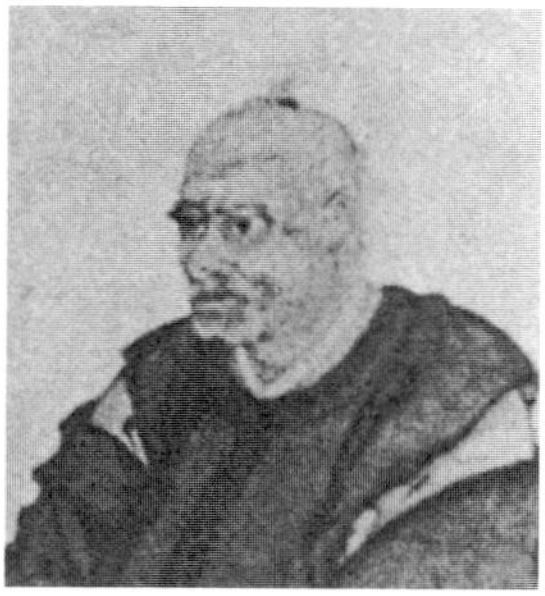
吉益東洞像
（『東医雑録(1)』山本巌著 1980年 燎原書店発行より）

吉益東洞（一七〇二〜一七七三）は、江戸中期の漢医で、「万病一毒説」や独自の「腹診法」を発達させたことで有名な人です。

東洞の唱えた「万病一毒論」は、「すべての病は毒が体内にあるためにおこるのだから、毒を取り去ることが万病を治す根本的な方法である。そのためには、毒薬を用いて毒を攻める以外に方法はない」というもので、治療としては、はげしい作用のある薬を用い、そのためにおきる身体がはげしい反応を「瞑眩（めんげん）」[3]といい、「薬、瞑眩せずんば、その病癒（い）えず」といったそうです。[4]

そして、彼は「万病は腹に根ざす、これをもって病を診するには必ず腹を窺（うかが）ふ」といい、陰陽、五行、五運、六気のような呪術的、占い的なものを退け、独自の「腹診法」を生み出したそうです。[5]東洞の弟子である奥田寛という人も、「疾医たるもの腹候を精究せずんば有るべからず。腹候は治術の本、医たるもの枢機なり」と説き、医師たちに「腹診」の重要性を強調しているようです。[6]ちなみに、東洞は、「腹診」は重視したのにたいし「脈診」は軽視していたようで、「脈より証を、証より腹を診察せよ」と述べています[7]（もちろん、古くから、慢性の病気は腹にあらわれ、急性の病気は脈にあらわれるといわれていて、脈診も重要な意味をもっています）。

たぶん、吉益東洞は「お腹」を整えることでさまざまな病気を治せるということを経験的に気づいていたのだと思いますが、そのとき、腸管の状態をじっくりと診察していただろうということが想像できます。

複雑な中国医学（中医）を簡略化して、日本化（和漢）した東洞の功績は大きく、わが国の漢方医学において、診察法、治療法、薬効の決め方など、東洞の影響を受けてない流派はないようです。[8]これは、あとで触れるように、日本人にとって「腹」は「自我」「人間の本性」そのもので、東洞が、健康の根本が「腹」にあることに注目したからではないかと、私は考えています。

腹診で根（腸）を診てみた

東洋医学では、腹診によって体の寒熱、虚実、水分の状態、血液の状態、心理状態などを判断します。しかし、腹診だけで判断すると誤診におちいることがあるので、必ず脈診やその他の症状を参考にして、総合的に判断する必要があります。

私自身も、東洋医学の先輩医師らが長年かけて見つけ出した「お腹の特徴」に沿って漢方薬を処方すると、西洋医学では治せなかったさまざまな慢性疾患を治せることに気がつきました。ただ、「お腹の特徴に沿った治療」と「病巣以外のところを見ながら病気を治す治療」にどのような相互関係があるのかについては、はっきりした答えがでないまま悶々と悩む日々を重ねておりました。そのようなときに、「腹診」は、病気の根である腸管を診ていたのだということに気がつき、「腹診」

の重要性を再認識したのです。

腹診でわかるお腹の特徴

北里研究所附属東洋医学総合研究所の初代所長の大塚敬節先生は、もともと西洋医学の内科医で、のちに漢方医学を学んで、日本東洋医学会を設立し、日本の東洋医学の復興に多大な貢献をされました。私は、先生の書かれたものから多くのことを学ばせていただきました。その著作の『漢方医学』のなかで、「腹診」によってわかるお腹の状態、証（体質）についてくわしく述べられていますので、専門用語が多く、むずかしいとは思いますが、私がもっとも重要視する「腹部の動悸」を書き加えて、紹介させていただきます。[9]

《腹部軟弱無力》 腹部が一体に軟弱無力で、弾力なく、脈もまた沈弱で、手足の冷えるものは、裏虚証で、真武湯、人参湯、四君子湯などの証である。この場合に振水音を証明しても同じく裏虚証で、以上の処方の証である。

腹部が軟弱無力で、腸の蠕動に不安があって、腹壁を透して腸の動きが望見することのできるものも虚証で、大建中湯、小建中湯、真武湯、旋覆花代赭石湯などの証である。

腹部が軟弱であっても、底力のあるものには実証がある。もし便秘して脈が沈にして力があれば、腹部が軟弱であっても、下剤の適応である。三黄瀉心湯などを用いる。

《腹満》 腹満にも虚証と実証がある。腹満して便秘するものには実証が多いが、腹膜炎、腸捻転などの場合には便秘していても虚証が多い。下剤してかえって腹が張るのは虚証である。腹水のために腹満を起こしている場合も、多くは虚証である。

腹満して底でしっかりと力があり、便秘して、脈に力があれば実証である。腹満して腹表が硬くても、底に力がなく、脈が微弱であれば虚証である。実証のものは、大黄の配剤された大柴胡湯、大承気湯、茵蔯蒿湯などでこれを下し、虚証のものは、桂枝加芍薬湯、小建中湯、四逆湯などで温補する。

《心下部振水音》

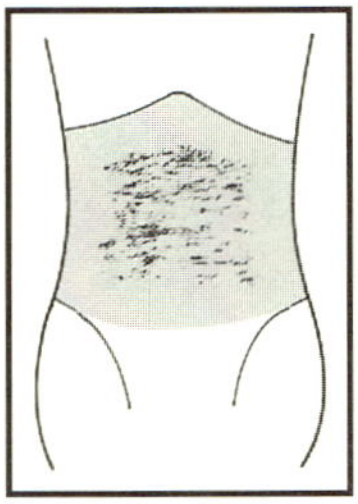

胃下垂症、胃アトニー症などのある患者に、しばしば証明できる。(中略)

振水音のある患者は、多くは虚証である。茯苓、朮、沢瀉、生姜、半夏などの配剤された処方、たとえば、茯苓飲、人参湯、真武湯、茯苓沢瀉湯、半夏厚朴湯などが用いられる。

《心下痞硬》

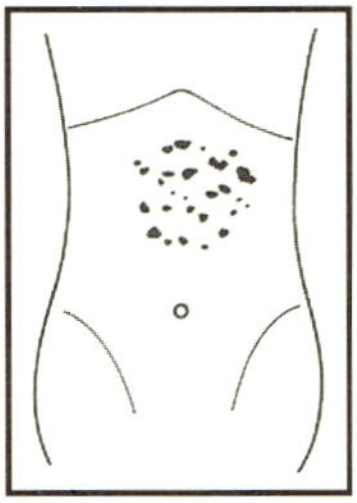

心下部がつかえて抵抗感のあるものをいう。痞はつかえるの意味。

心下痞硬のある場合に多く用いられる方剤には、半夏瀉心湯、甘草瀉心湯、三黄瀉心湯などがある。

《心下痞》

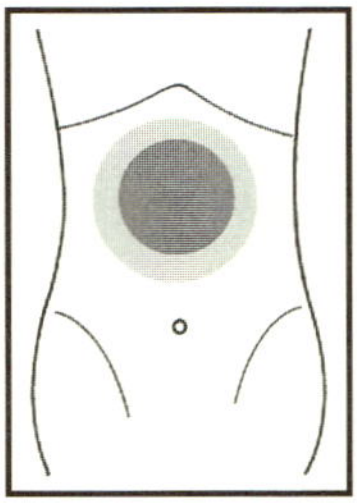

心下痞は、俗にみずおちがつかえるという症状で、他覚的にこの部位に抵抗や圧痛は証明しない。心下痞のものには、しばしば振水音を証明する。

心下痞は、虚証として現れることが多く、四君子湯、人参湯などが多く用いられる。

《胸脇苦満》 季肋部に充満感があって苦しく、他覚的にこの部に抵抗圧痛を証明する。胸脇苦満

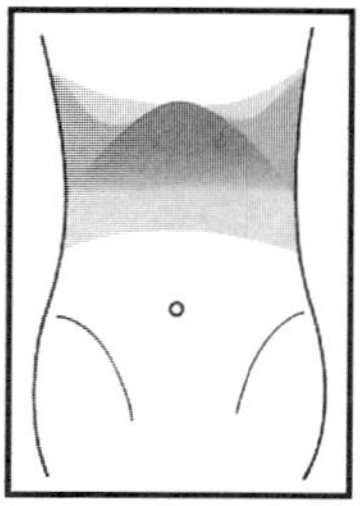

は左右とも現われるが、左か右か片方だけにみられることもある。

胸脇苦満は、大部分柴胡剤の適応症である。肝臓や脾臓が肥大しているときも、胸脇苦満とみとめてよいが、肝癌には柴胡剤も無効である。

《脇下痞硬(ひこう)》

季肋下の痞硬をいう。胸脇苦満と同時に存在していることが多く、柴胡剤の適応症である。

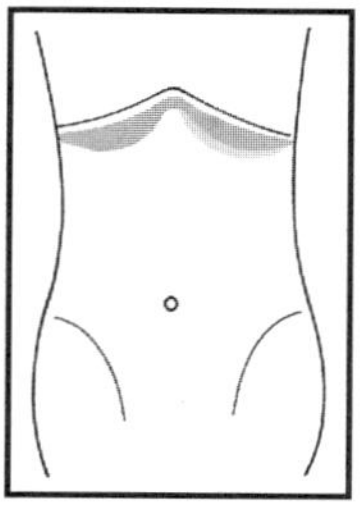

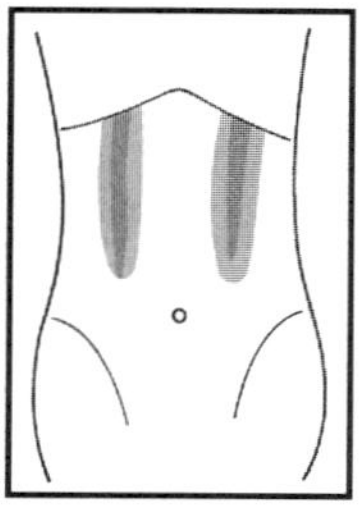

《裏急(りきゅう)》

裏急は、腹裏すなわち腹の皮の下で拘攣(こうれん)して、ひっぱる感じをいう。腹直筋の拘攣もこのなかに入る。ところが、腹直筋の拘攣がなくても、腹膜炎などで、腹が張って突っぱるという感じもこのなかに入る。

裏急は、虚証の患者に見られる腹証であるから、便秘していても、下剤をあたえてはならない。小建中湯、大建中湯などは、この裏急のある時に用いられる。

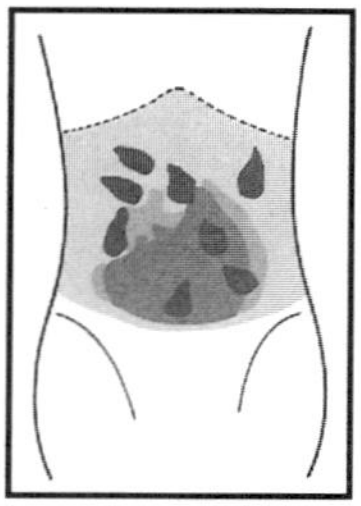

《小腹拘急(こうきゅう)》　小腹は下腹部をいう。小腹拘急というのは、下腹部が拘攣している状態である。この場合は腹直筋が臍下から恥骨のあたりにかけて拘攣しているのもみとめる。これは下焦(げしょう)（三焦のうちの一つで、臍より下の身体の部分）の虚している場合によくみられるもので、いわゆる腎虚(じんきょ)の腹証である。このような腹証には八味丸証によくみられる。

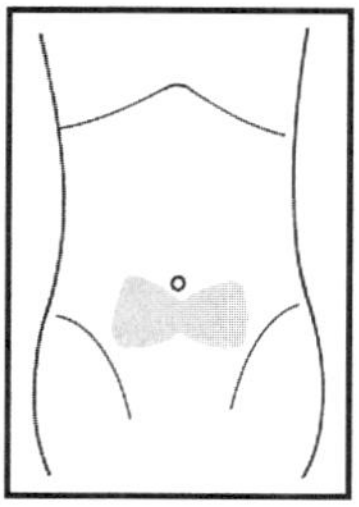

《小腹急結》　小腹急結は、桃核承気湯(とうかくじょうきとう)の腹証で、いわゆる瘀血の腹証である。この腹証はほとんど右側に現れることはなく、左側の腸骨窩において、擦過性の圧に対して急迫的な痛みを感ずる索条物を証明する。この場合には必ず両足を伸展して診察することが必要である。小腹急結を診察するさいには、指頭を皮膚に軽く触れたまま迅速にするように、臍傍から斜(なな)めに左腸骨結節に向かって移転させる。この場合、小腹急結があれば、患者は急に膝をかがめ疼痛を訴える。小腹急結は、男性よりも、女性に多く現れる。

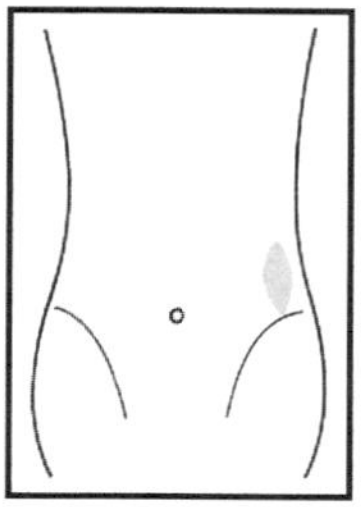

《小腹満、小腹硬満》　小腹満は下腹部の膨満をいう。小腹硬満は、下腹部が膨満して抵抗のあるのをいう。この腹証は、瘀血の証として現れることもあるが、淡飲(たんいん)の証として現れることもある。

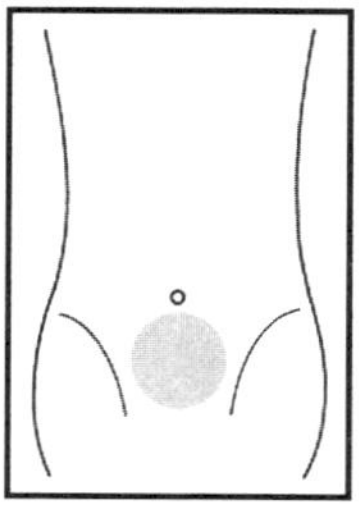

たとえば、「小腹硬く、小便不利の者は、血なしとなすなり。小便自利し、某人狂の如き者は、血証たるやあきらかなり」とあって、小便の不利と自利によって、血証であるか痰飲であるかを分けている。瘀血の場合には、桂枝茯苓丸、大黄牡丹皮湯、

抵当丸などを用い、痰飲の場合には猪苓湯(ちょれいとう)を用いる。

《臍上悸、臍下悸》

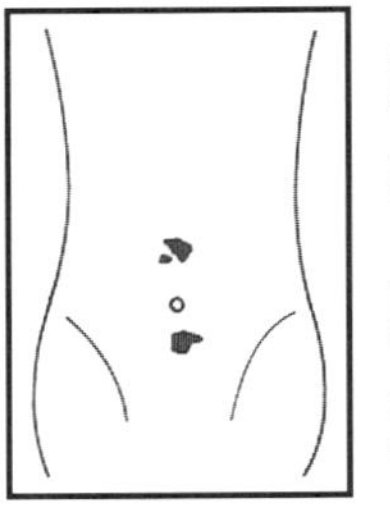

おへそのまわりで、大動脈の拍動が触れることがある。このような場合は、すべて虚証であったり、神経質な場合が多い。

腹直筋の緊張の左右差や動悸の触診に左右差も大きな意味を持ち、釣藤鈎や大棗を必要とすることを示唆することが多い。

腹壁を触り、くすぐったがる患者には、柴胡清肝湯、荊芥連翹湯、竜胆瀉肝湯などが必要なことを示唆することが多い。

腹壁を触ったとき、びくっと反射するときは半夏を含む方剤を必要とすることが多いようです。半夏厚朴湯、半夏瀉心湯、温経湯、麦門冬湯などがそれです。

〈注〉

1 『漢方　日本人の誤解を解く』（劉大器著　一九九七年　講談社）第三章　「寒」か「熱」か―「証」を判断する二十二項目　p93
2 前掲書　p93
3 瞑眩：医学的には、治療の結果、交感神経と副交感神経のバランスの調整が行き過ぎ、逆の方向に乱れた状態ではないかと考えられる。たとえば、マッサージや鍼治療が効きすぎる状態や、朝鮮人参の投与で体の内部にあったむくみが体の外に出てくる状態、などが当てはまる。
4 新装版『漢方医学』（大塚敬節著　二〇〇四年　創元社）漢方医学の変遷　p65～p66
5 前掲書　p67
6 「長沙腹診考」壷中天薬局ホームページ〈文献コーナー〉より
7 新装版『漢方医学』漢方医学の変遷　p67
8 前掲書　p67
9 前掲書　漢方の診断　p105～p109

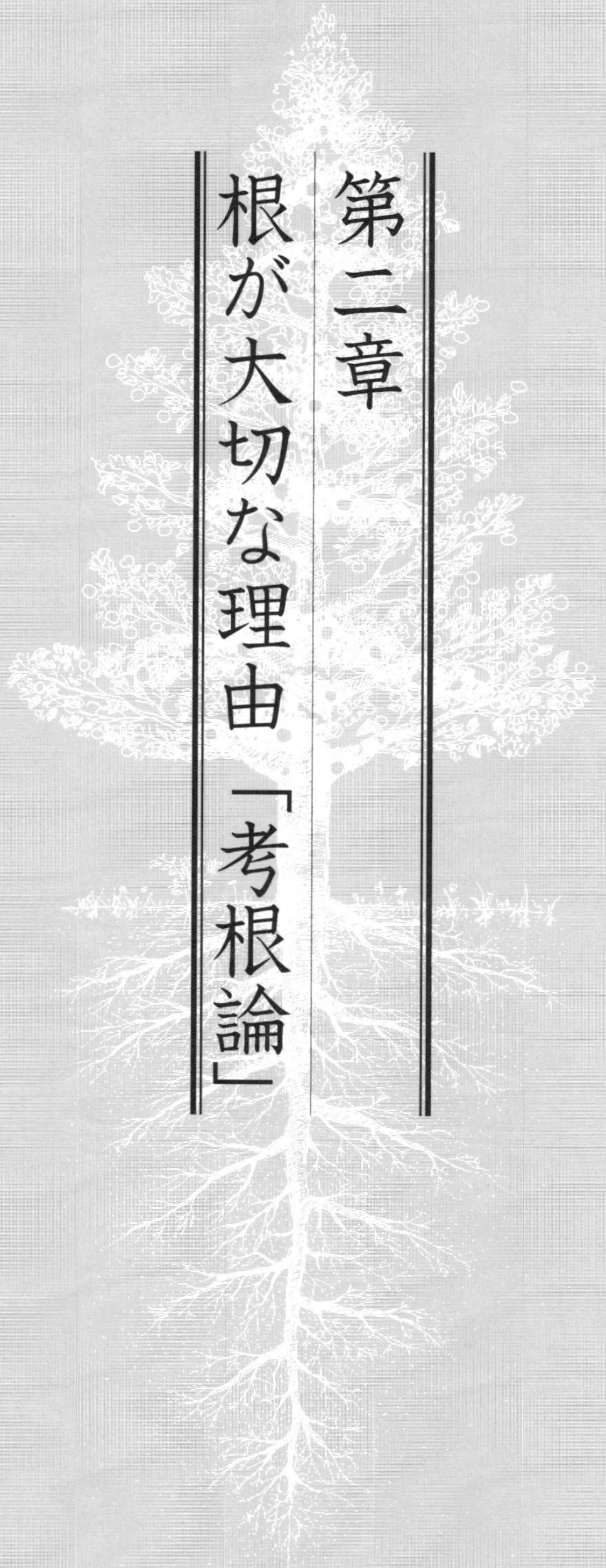

第二章
根が大切な理由「考根論」

東洋医学は「根に向かう医学」だというお話をしてきましたが、では、どうしてそれほど根、つまり腸をたいせつにしなければならないかを、この章でお話したいと思います。そのまえにこの章のキーワードである「腸」について説明しましょう。

ここで誤解を招くことがないようにことわっておきますが、一般的に「腸」というときは小腸、大腸のことを指します。しかし、広義でとらえると、口から肛門までの消化管全体を指すこともあります。さらに、発生学的に見ると心臓や肺、生殖器などを含むこともあります。では、一番イメージのわきにくい発生学的な腸管について少し説明しておきたいと思います。

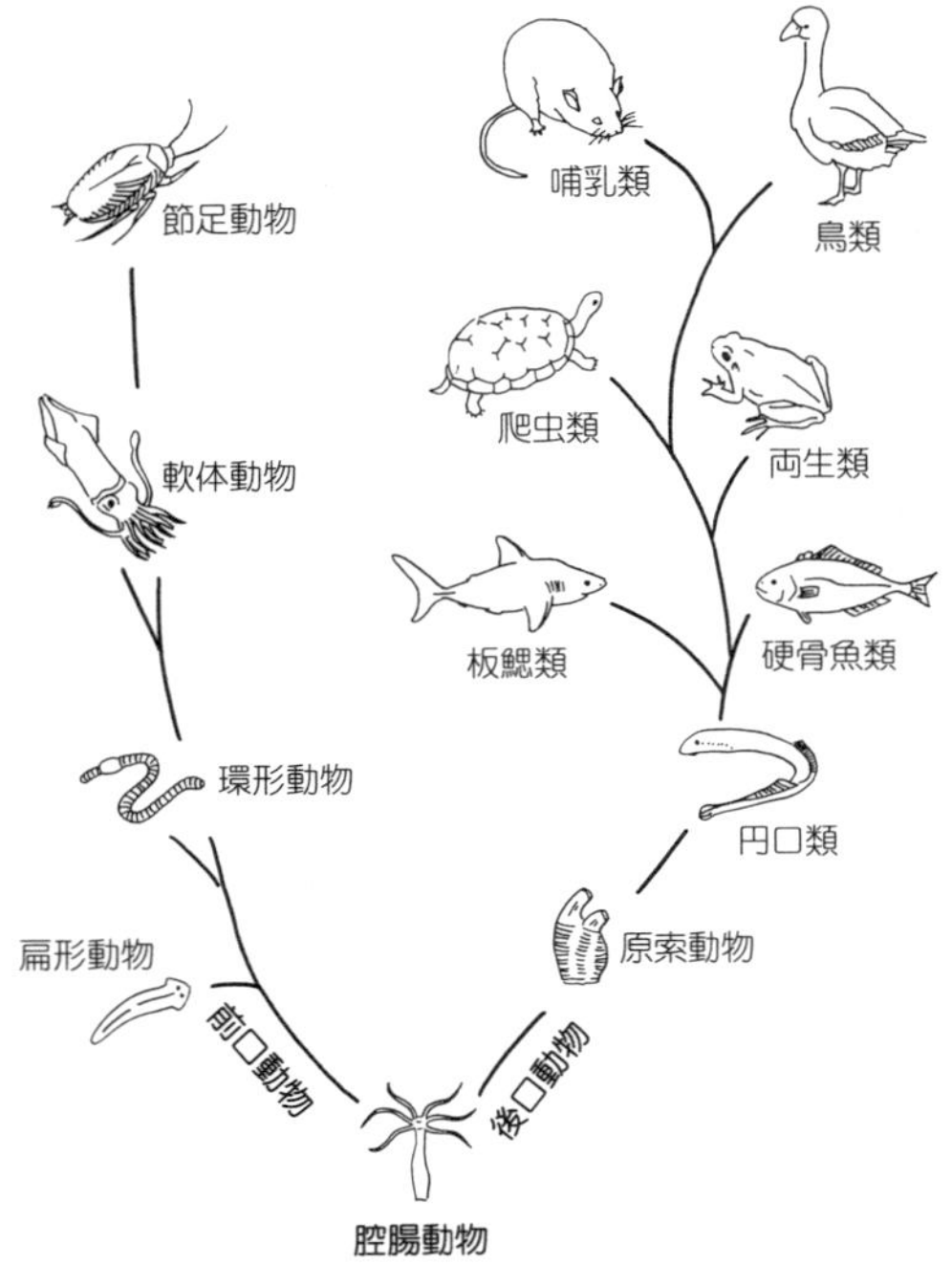

動物の進化の系統樹
（岩波新書　191『腸は考える』藤田恒夫著1991年岩波書店発行より）

発生学的に見た腸管

発生学的にみると、消化吸収をおこなう腸をもつ動物の原点は、腸管のみからなる「腔腸動物」ともいえます。このヒドラなどに代表される「腔腸動物」は、一個の餅のようなものの真ん中が陥没してできた、口と肛門を同じくする原始的な「腸管」をもつ動物で、組織学的には、外から体を支える組織（発生学的には外胚葉性）と腸管

（発生学的には内胚葉性）から形成されています。

内胚葉性の腸管は、哺乳類へと進化する過程でさらに上部、中部、下部腸管に分化しました。人間においては

内胚葉
- 上部腸管…中耳、副甲状腺、肺、気管支、甲状腺、舌、食道、胃、十二指腸、肝臓、膵臓
- 中部腸管…小腸
- 下部腸管…大腸、膀胱、生殖器

と、さらに分化します。

動物の体はまず腸管から発生すること、また、発生学的な腸管には、体のさまざまな臓器が含まれることがおわかりいただけたでしょうか。

一　軽視されがちな小腸

すごいのに存在感の薄い小腸

人間の消化管は口から肛門まで、約十一メートルにもなり、そのうち小腸は六〜七メートルをしめます（大腸は約一・五メートル）。小腸の壁には、食べ物の栄養分を吸収する絨毛と呼ばれる突起が三千万本もあり、その細胞の数は二千五百億個にもおよび、その絨毛の凹凸によってできる小腸の表面積は、四百平方メートルにもなるそうです。人間の体表面の皮膚の面積が一・六平方メートルほど、小腸の表面積は皮膚の二百五十倍なのだそうです。

このように、小腸はからだのなかでも非常に大きな割合を占める臓器だ、ということになります。

しかし、小腸はからだの臓器の中であまり重要視されていません。大腸には、暗いとか汚いとかというイメージを持つ人も多いでしょうが、一般の人にとって、小腸は、その存在さえ意識されていないかもしれません。形態的に見ても、一見、ただの管に見えます。機能面でも、一般的に知られているのは養分と水分の吸収だけです。

さらに、重要視されていない理由として、小腸には癌がほとんど存在しないということもあげられます。小腸の癌は全癌中二パーセントにすぎないため、研究の対象になりにくかったのでしょう。

実際、美容整形外科的には、小腸はただ栄養を吸収するだけの臓器である、という考えから、肥満症の患者に小腸切除が行われているそうです。また、たとえ小腸から栄養を吸収しなくても点滴で栄養を補えばよい、とも考える人もいるようです[1]（ただ、最近では、経管栄養法では、腸からの吸収の重要性が再認識されています）。

見直されている小腸

小腸をあまり重要視しなかったのは、私も例外ではありませんでした。

しかし、近年、腸にかんする研究が進み、腸管がつぎのようなたいせつな仕事をしていることがわかってきたのです。

（一）免疫機構をつかさどる（腸内細菌の働き）
（二）自動能をもつ
（三）脳にあるすべてのホルモンを生産している
（四）ものごとを考え、記憶している

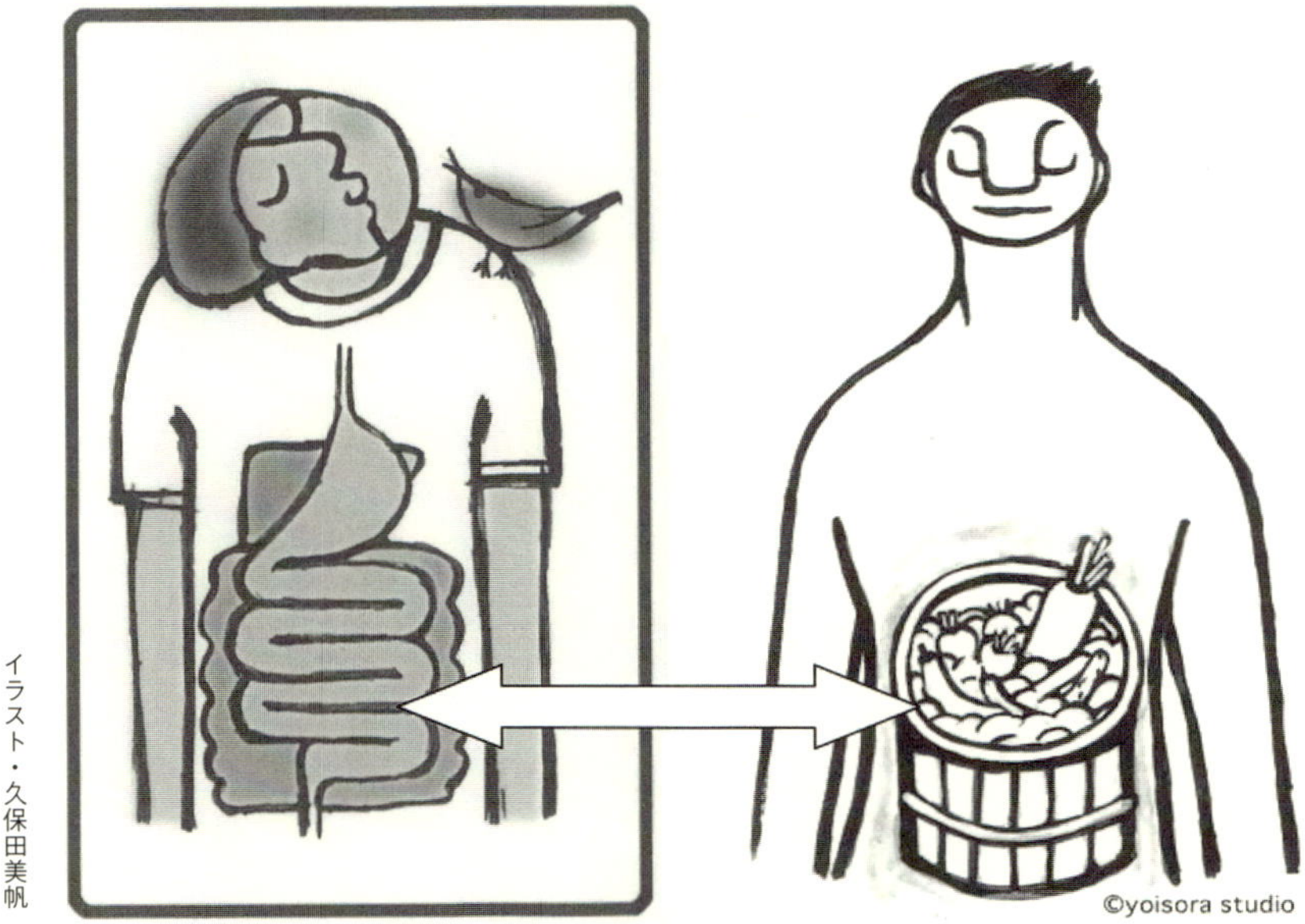

二　腸内細菌の働き
――小腸はぬか床

つぎは、これらの小腸の働きをくわしくみて、腸、つまり根のたいせつさを考えていきたいと思います。

腸内に住みついている腸内細菌は、私たちの体を健康に保ち、病気から守ってくれる、なくてはならない存在です。腸をたいせつに考える東洋医学は、腸内細菌の種類や状態をどのようにすれば人間の健康に役立つか考える医学だということもできます。一般に「細菌」と聞くと、有害なものというイメージがありますが、私たちによいことをしてくれる腸内細菌とはどんな細菌か、まず簡単に理解していただきましょう。

腸内フローラ

人間の腸のなかには、百種類以上の細菌が百兆個もいるといわれています。重量にすると、全部でなんと約一キログラム（肝臓や脳の重さと同じくらい）になります。これらは、草むら（叢）のようにグループを作って腸内に住み着いていているので、「腸内細菌叢」または「腸内フローラ」と呼ばれています（なんと小腸は、細菌がそよぐ草原、お花畑だったのです）。

人間は胎児のときは、腸内がまったく無菌状態となっています。生まれるときに、大腸と同じような細菌で構成される産道において母親の細菌にまず感染し、そのあとも生活していくなかでさまざまな菌に感染して腸内細菌を増やしていくと考えられています。

腸内細菌叢の種類は、食物をふくむ生活習慣、環境、年齢などで変動しますが、人間の体に及ぼす影響の面で分類すると、大きく二つにわけられます。まず、人体に悪さはしない有益菌（いわゆる善玉菌）で、代表的な菌にはビフィズス菌やラクトバチルス菌などがあります。これらはブドウ糖を分解して乳酸を作る、皆さんもご存じの乳酸菌の仲間です。それから、大腸菌（オナラの臭いのもとをつくる腐敗菌の代表）などのような病原性をもつ有害菌（いわゆる悪玉菌）です。

アクセルの有益菌、ブレーキの有害菌

腸内細菌の中で、悪さをするといわれる菌が、なぜ免疫系の働きによって排除されないか、不思議に思いませんか？　実際に、人体が健康なかぎりは有害菌もそれほどの悪さをしないようです。本当に人体に害だけを及ぼす細菌ならば、免疫系の攻撃を受けるはずなので、「有害」菌といっても人体になんらかのよい影響を与えているのではないかとさえ考えられています。細菌にとっては、腸に共生して栄養をわけてもらっているわけなので、住居を荒らすと自分にも不都合が生じるため、

おとなしくしているというわけでしょうか。

最近、ぬか漬け名人が、この回答を教えてくれました。発酵菌は、空気がない状態で「発酵」するのですが、ぬか漬けは急激に発酵しても、おいしい漬物にはならないとか。そこで、「かき混ぜ」をおこなって空気をいれ、空気が必要な有害菌を少しだけ活動させるのだそうです。そして、徐々に発酵させて、おいしい「ぬか漬け」を作ることができるというのです。アクセルとブレーキの使い分けがたいせつなのです。これは、たぶん、腸のなかでも同じことがいえるでしょう。

では、これから腸内細菌が具体的にどのようによいことをしているか、見ていきましょう。

腸内細菌は〈免疫力を高める腸管の守護神〉

免疫にかかわる器官といえば、骨髄や胸腺、脾臓などを聞いたことがあると思いますが、最大の免疫器官は、じつは「腸管」なのです。「腸管」には、全身のリンパ球[2]の六〇パーセント以上が存在し、抗体[3]の六〇パーセント以上は腸管で作られているそうです[4]。

腸管免疫系の主な作用は「非自己」[5]で体に有害なもの（これが抗原となる）を排除することです。腸管に入った病原菌などは、腸管免疫の中枢（司令塔）であるパイエル板や腸管上皮間リンパ球などの免疫組織によって攻撃を受けます。いっぽう、腸内細菌のなかでも、乳酸菌などの有益菌は、この腸管の免疫系を刺激して免疫力を高めます。

具体的には、まず、腸管の上皮細胞を腸内細菌が覆って病原菌の侵入を防いでいます。頭蓋骨が脳を守っているように、腸内細菌は腸管を保護しているというふうにもいえるかもしれません。また、腸内細菌が産生する乳酸などによって腸内を酸性に傾けることで病原菌の繁殖を防いでいます。

しかし、なんらかの原因で腸内細菌叢がくずれると、腸管の免疫力が落ち、発癌性が高まったり、病原菌が入ってきたりすると、腸管で炎症がおき、水分の吸収も十分にできなくなって下痢をおこすのです。

腸内細菌は〈関所の番人？〉

口から入った食べ物のほとんどは、消化管を下る過程で酵素により分解されていき、腸管で吸収されます。このとき、食物が「非自己」だからといって排除しようといちいち免疫反応がおこってしまってはたいへんですね。このように、「非自己」の中から有害と見なされたもの（たとえば細菌やウィルスなど）だけが、免疫系において攻撃を受けるのです。食物などを腸管から吸収して体内に入っていいよと許すことを「経口免疫寛容」と呼びますが、これは、腸内細菌の働きであることがわかっています。[6] しかし、本来無害なものにたいして過剰な免疫反応がおこってしまうこともあり、これが蕎麦や卵などによっておきる「食物アレルギー」です。

腸内細菌は〈消化吸収を助ける〉

腸内細菌は、消化酵素で分解できない繊維物質や蛋白質、糖質を分解し、消化を助け、血糖値の改善もおこないます。また、腸内細菌は、漢方薬の吸収においても、とてもたいせつな役割をもっています。漢方薬の有効成分として数多く知られている配糖体[7]は、糖がついているため水溶性で、脂質でできている消化管の細胞膜をそのままでは通りにくく、腸内細菌が薬の糖分を分解して、はじめて吸収されるものが多いのです。[8]

このような免疫系と消化吸収の助長以外にも、さまざまな働きをしますのでご紹介します。

○脂質代謝の活性化…コレステロールや中性脂肪などの脂質の消化、吸収をコントロール、余分な脂質の排泄を推進

○ホルモンやビタミン生産に関与…ステロイドホルモンやビタミンB_1、B_2、K、ビオチン、葉酸などの生産にも関与

○有害物質や発癌物質の分解、排泄

○腸内（ペーハー）の調整と腸の蠕動（ぜんどう）運動の活性化…腸内ペーハー値を弱酸性に保持し、病原菌の増殖を防ぐ。蠕動運動を活性化し消化を助長

○各種臓器の機能の活性化や保全に関与…肝臓や腎臓、さらに脳などの機能の活性化、保全の役割

○脳内にあるすべてのホルモンの産生に関与…精神作用、睡眠作用などに関与。

腸内細菌の量や種類は、食生活、ストレス、加齢などで変動し、その関係は「相互的」ということができます。ストレスが体によくないことは想像がつくと思いますが、ひどくなると消化管の蠕動運動を弱め、消化液の分泌も減少させ、その結果、腸内細菌のバランスを悪くするといわれています。

抗生物質は腸内細菌を殺してしまう

風邪をひくと、病院で「抗生物質」を処方されることが多いと思います。風邪の原因はウィルスであることが多いのですが、ウィルスには効かない抗生物質は、二次的な細菌感染を防ぐ目的で処方されることが多いと考えられます。西洋医学では、このように「対症療法」で抗生物質を処方しますが、これでは、たいせつな腸内細菌も殺してしまいます。ハツカネズミの実験で、あらかじめ

抗生物質を投与しておくと、投与しないネズミとくらべて、病原性をもつ腸炎菌に容易に感染し発症、死亡するという結果がでたそうです。[9] つまり、抗生物質が腸内細菌を殺すため、薬を飲んだにも関わらず、かえって病原菌に感染してしまったようです。

たとえば化膿している部位があるときなど、対症療法で抗生物質が不可欠であるときも当然ありますが、不用意に、抗生物質を処方すること、飲むことは避けたほうがいいといえるでしょう。一度、腸内細菌がバランスをくずすと、百兆個からなる細菌叢をもとに戻すのはたいへんなのですから。

また、飲料水や食品に含まれる防腐剤も同様です。日常生活でこれらを避けて食物を選ぶことはまず不可能ですが、腸内細菌を少しずつ壊してしまう物質が入っているということは覚えておいてほしいものです。

小腸は、人間のなかにあるぬか床

腸内細菌叢を整えるにはどのようなことをしたらいいのでしょうか。すぐに思いつくのは、有益な乳酸菌をヨーグルトやチーズ、納豆、味噌、キムチなどの発酵食品で取り入れることです。胃酸などにやられず、なんとか腸までたどり着いた有益菌は、うまくいけば腸内で増殖します。納豆にふくまれる納豆キナーゼ（納豆のネバネバ成分）やオリゴ糖（砂糖大根から作られるテンサイ糖などにふくまれる）なども、ビフィズス菌を特別に増やす作用があります。これらを好んで食べる人たちは長生きをしていることなどから、体によいことは昔から経験的にわかっていましたが、近年ではブームとなって研究も数多くされています。しかし、「体に有益なものは外からたくさん取り入れればよい」という発想は、根に向かうことで体全体のバランスを整えようとする東洋医学の考え方からは、ほど遠くなります。一キログラムにもなる百兆個の腸内細菌叢は、前記のようにさまざまな原因で変動するので、たとえ食物から有益な腸内細菌が腸にたどりついたとしても、腸内の環境が悪ければ菌は増殖せず、意味がないのです。

そこで、つぎに「人間の中にあるぬか床を整える」生活を提案したいと思います。

MEMO② 不健康になった野菜

二〇〇〇年に「日本食品標準成分表」が改定されました。これによると、過去十八年間でホウレンソウにふくまれるカルシウムの量は二分の一に、ビタミンCは三分の一に減少しています。また、大根ではカルシウム、ビタミンCともに八分の一にまで減少しています。これらの野菜は大きくなり、収穫量も増えていますが、外見は立派になったのに中身は薄い…このことはいったい何を意味するのでしょうか？　おそらく、堆肥など有機肥料の大切さを忘れ、化学肥料を大量投与したことによって、土壌のなかの有益な微生物が減少し、大きいだけでうま味やコクのない野菜を作っているのです。人間でも同じように、食物をふくむ生活習慣の変化から腸内細菌の減少や撹乱がおこって、病気に弱い人間を作っているという見方もできるかもしれません。[10]

私の座右の銘でもある仏教用語の「身土不二（しんどふじ）」とは、まさしく体（お腹）と土は同じであることを意味します。よい土で健康に育ったものを食べてこそ、健康な腸管、体が保たれ、健全な生活を営むことができるということなのです。

細菌が発酵（酸素をつかわずに分解反応をする）をおこなってよい影響をあたえている「小腸」は、細菌が野菜を発酵させる「ぬか床」に似ていると思いませんか。ぬか床が上手に漬かったときは、おいしく発酵した健康によい漬け物ができますが、漬かり方が足りないと、おいしくないですし、逆に漬かりすぎると、腐ったような、おいしくない漬け物ができます。

漢方は、お腹のぬか床を整える

ぬか漬け⇓
- ⇓抗酸化（酸素を使わない分解）⇓発酵⇓良いぬか床（サプリメント[11]など生産）
- ⇓酸　化（酸素を使った分解）⇓腐敗⇓悪いぬか床（発癌物質など生産）

この微妙な調節加減は、小腸での作用に当てはめることができます。漬ける野菜の前処理＝よく噛む、漬ける量は適度にする＝腹八分目、ぬか床をよくかき混ぜる＝血流をよくする、水分の調節、温度の調節などが、「ぬか漬け」でも「小腸」でも重要なポイントだからです。私は、このぬか床を適切な環境にする、これらの調節が、腸管に及ぼす「漢方の作用」と似ていると思いました。つまり、小腸は人間の中にあるぬか床で、その「お腹のぬか床」の状態を良好に保つために、さまざまな漢方薬が使われてきたと私は思うのです。たとえば、以下のような漢方薬をあてはめることができます。

①かき混ぜ役の薬…「血の道（血行をよくする）」の薬

当帰芍薬散、桂枝茯苓丸、加味逍遥散、温経湯、折衝飲、女神散など

②水分調節のための薬…利水剤

五苓散、真武湯、防已黄耆湯、越婢加朮湯、八味地黄丸など

MEMO③　小腸の不思議

小腸はほとんど癌にならないという話をしました。しかし、消化管のうち半分以上の長さを占める臓器が癌にならないのはじつに不思議な気がしませんか。長崎大学医学部移植外科教授・医学部長の兼松隆之先生によると、「小腸では食べ物の通過時間が短いため発癌因子に暴露されにくいこと、免疫系が発達しているため防御機構が優れていること、小腸粘膜が短時間で生まれ替わること」がその理由だろうということです。[12]

おそらく、小腸壁は腸内細菌によって守られているうえに、小腸粘膜の吸収上皮細胞が三〜五日で入れ替わるため、癌化する時間がないのではないでしょうか。

ところで、長崎に原子爆弾が投下されたあと、多くの方が白血病をはじめとする血液疾患でなくなりました。これは、一般的には骨髄が放射線を取り入れ、骨髄における造血がうまくいかなくなったためであると考えられています。私はこれにくわえて、小腸にレントゲンが大量に照射され、腸内細菌が死んでしまったのも原因のひとつではないか、と考えています。このような患者さんの小腸の壁はツルツルになっていたそうです。

③温度調節のための薬…温めるならば、「熱性」の桂枝、附子、人参などを含む薬
冷やすならば、「寒性」の柴胡、黄連、石膏などを含む薬
（薬によってはこれらの働きを同時におこなうものもあります）

三　腸は自動能を持つ

腸は「ひとり」で働く小さな脳

ペースメーカーというと、皆さんは心臓に埋め込む装置を思いおこすでしょう。ペースメーカーとは、その名のとおり「ペースを生みだすもの」です。

ふつう、私たちの心臓はどこからも支配されなくても、ひとりでに一定のリズムを刻むことができます。これを「心臓の自動能」と呼びます。心臓に埋め込むあの装置は、何らかの原因で心臓が上手に動かなくなってしまった人の心臓の働きを助けるものなのです。じつは、ペースメーカーが「腸」にもあることがわかっています。

さきほどものべたように、腸管は全長で十一メートルにもおよびます。この長い消化管の内容物を運搬するのは、消化管の壁にある平滑筋の層。まるでミミズの運動のよう伸びたり縮んだりすることで食べ物を運びますが、これを蠕動（ぜんどう）運動といいます。一九〇一年に、ベイリスとスターリングという有名な科学者たちによって、この蠕動運動は非常に巧妙に行われていることが発見されました。[13] この運動によって、口から入った食べ物は、必ず肛門の方向へ向かって運ばれ、通常、逆流すること

はないのです。おもしろいことに、消化管は、脳、脊髄などの中枢神経を遮断しても、このリズミカルな収縮運動を失いません。睡眠中や麻酔をかけた状態を思い浮かべればわかると思いますが、脳が眠っていても腸はしっかり消化、吸収作用をおこなってくれています。心臓だけでなく、腸にも中枢神経系から独立してそのリズムを刻む力があるのです。これは「腸の自動能」と呼ばれ[14]、消化管の平滑筋の大きな特徴であるといえます。これは、他の臓器には見られない特殊な機能なので、近年は、腸の機能をみなおすようになり、非常に重要な役割を果たしているという意味で、「腸は小さな脳である」ともいわれます[15]。

では、何がこの自動能を生み出すのでしょうか？　腸壁に何らかの刺激を受けとるセンサーがあるのではないかと考えられ、これに関与する遺伝子も発見されたものもあるようですが、現在も研究中です[16]。

腸にはりめぐる神経

腸に自動能があり、中枢神経系から独立しても機能できるということは、腸が独自の神経システムを持つことを意味しています。脳と比較されるぐらいだから、たくさんの神経を持っているのだろうとお思いになるでしょう。そのとおりです。実際、腸には億の数の神経細胞からなる神経ネットワークが存在し、脳にははるかに及ばないけれど、脊髄に匹敵するほどの数の神経細胞があるだろうといわれているのです。また、腸にはパラニューロン[17]と呼ばれる感覚細胞の一種も非常に多く、脳下垂体[18]の細胞数より多いそうです[19]。

これだけ多くの神経をもち、脳や脊髄と切り離してもその運動能力を失わないという事実から、腸の働きがいかに重要であるかを痛感しないではいられません。

四　基底顆粒細胞とホルモン　―脳にあるものは腸にある

私たちの体は、神経とホルモンによってつねに適切な状態に保たれています。この状態を、恒常性（ホメオスタシス）と呼びます。ある臓器のある働きは「神経」によって、ある臓器のある働きは「ホルモン」によって、あるいは「両者の働き」によって調節されている臓器もあります。

消化管ホルモンの研究の歴史

このような生体の調節機能の研究は、十九世紀末にロシアの大生理学者I・パブロフの「神経万能説」にはじまりました。これは、生体調節のあらゆる面を神経系の働きで説明しようとするものです。[20]ちなみに、パブロフはあの有名な「パブロフの犬」の実験を行った人です。

このパブロフの「神経万能説」をくつがえしたのが、さきほどお話したイギリスのベイリスとスターリングでした。彼らは、神経ではなくホルモンが生体調節を行っていることを発見しました。しかし、彼らは細胞内にはホルモンはなく、前駆体（ホルモンになる前の状態）があるのだと考えました。

つぎに、グロスマンという人が、神経が情報を感受し、細胞に指令してホルモンを放出させるのだ、と説きました。

現在は、このあとでも紹介しますが、新潟大学医学部の藤田恒夫教授らの研究により「基底顆粒細胞の先端にある絨毛で情報を受容し、ホルモンを放出している」ことがわかっています。[21]

食物は、口に入ると唾液の中にふくまれる酵素によって、まず分解され、さらに胃、十二指腸、小腸、大腸などでもそれぞれが分泌する消化酵素によって少しずつ分解され、吸収されていきます。

情報をキャッチして指令をだす基底顆粒細胞

では、食物が消化管を通過しているという情報はどこで受容されているのでしょうか。

舌では、「味蕾（みらい）」という細胞が、この仕事をしていることが知られています。[22] 皆さんも経験されたことがあると思いますが、梅干を口にふくむと、それだけで唾液が出てきますよね。これは、この味雷という細胞の働きによります。

そのあとにつづく消化管では、食物の通過をホルモンの分泌作用にはどのようなメカニズムが働いているのでしょうか。これについては、じつは、まったくといっていいほど知らなかったのですが、私はこの分野の権威である新潟大学の藤田恒夫先生の研究成果を読ませていただき、いろいろなことを知りました。そして、それによって私の漢方薬にたいする理解の幅も大きく広がったのです。

舌の味蕾細胞を形態学的にみると、細胞の先端にブラシのような微絨毛の冠をつけ、細胞の底にホルモンを含んだ顆粒をもちます。この細胞を「基底顆粒細胞（きていかりゅうさいぼう）」[23]と呼びます。[24]

基底顆粒細胞の先端の微絨毛は、外部のいろいろな情報を細胞に伝えます。

この基底顆粒細胞は、舌に限らず、体中のあちこちに存在しています。たとえば、肺の基底顆粒細胞は炭酸ガス（CO_2）の濃度を測定しているそうです。また、基底顆粒細胞は、皮下にも存在し、パチニ小体、マイスネル小体、単純小体、棚状終末、メルケル小体、ルフィニ小体、洞毛、自由神経終末、などの細胞が発見されています。

このように、舌の味蕾をはじめとして、人間の消化管、さらに体全体は、基底顆粒細胞によって調整されているのです。

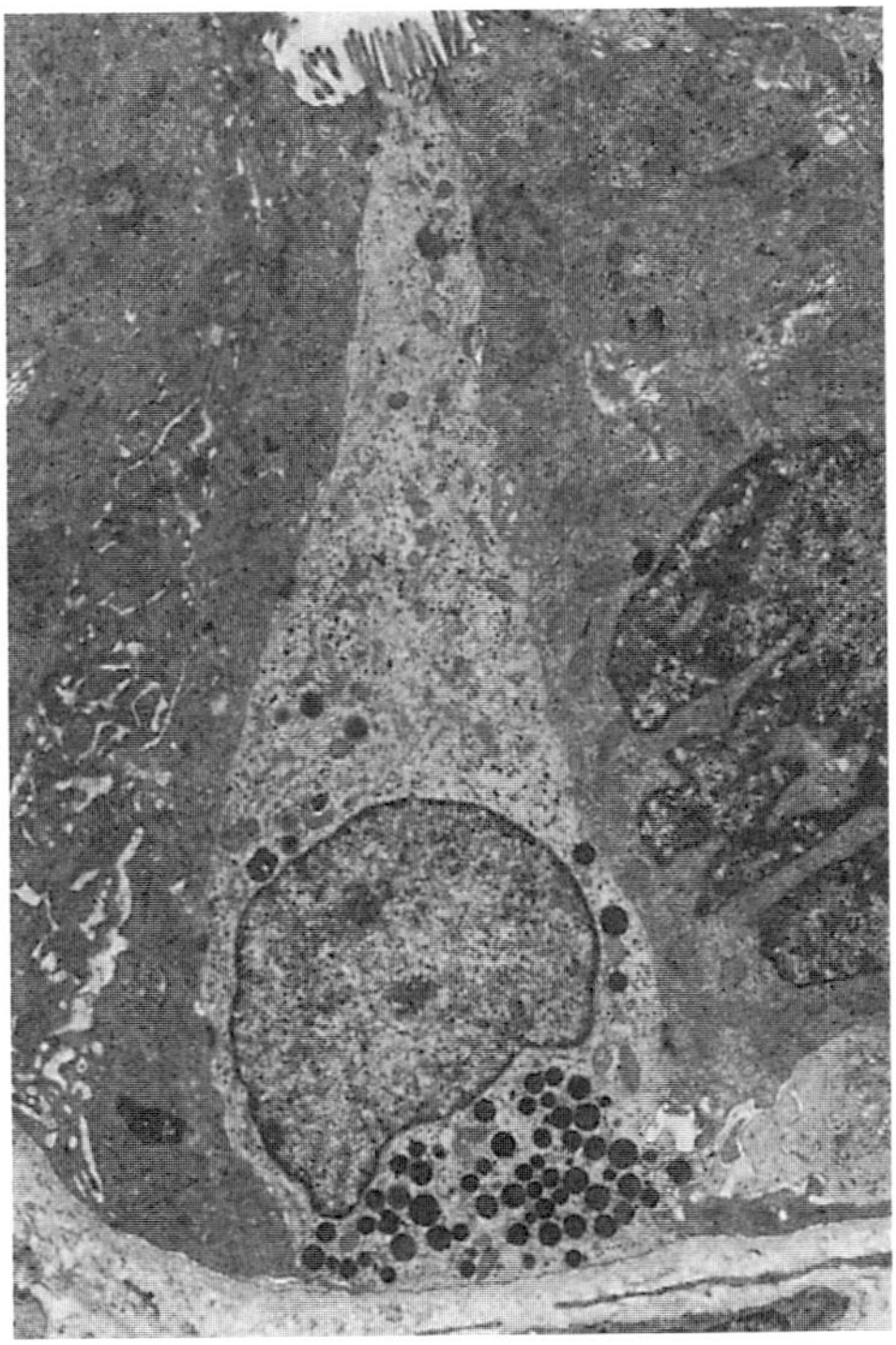

上に微絨毛の冠をつけた「人の十二指腸の基底顆粒細胞」の電子顕微鏡写真（撮影：大坂道敏氏、岩波新書 191『腸は考える』藤田恒夫著 1991年 岩波書店発行より）

※著者にとって、藤田氏著の『腸を考える』、大坂氏撮影の「基底顆粒細胞」の写真は、東洋医学の治療を理論的に説明する重要な鍵であり、理論の出発点である。これから先、もっと腸や基底顆粒細胞の研究がなされることを願って、この写真を紹介させてもらった。

ちなみに、小腸の基底顆粒細胞は一種類のホルモンしか持ちませんが、ほかの基底顆粒細胞は数種類のホルモンを持つそうです。基底顆粒細胞から放出されたホルモンは、神経、筋肉、血管などに作用します。ホルモンの種類や作用部位が異なる場合は、当然のことながら現れる作用も異なってきます。[25]

皮下の基底顆粒細胞

私は診療の一環として、鍼灸も行っています。あるとき、これらの行為も、皮下の「基底顆粒細胞」を刺激しているのではないか、と考えました。以来、私は患者さんの症状が表れている部分だけでなく、全身に鍼をうつように心がけています。鍼やマッサージの本来の目的は、患部を刺激することではなく、全身の基底顆粒細胞を刺激してドーパミン（神経伝達物質）を放出させ、それによって全身のバランスを整えて体に安らぎを与えることだったということに気づいたのです。

皮膚に貼る薬も、皮膚からの浸透、吸収によるものでなく、皮下の「基底顆粒細胞」に作用しているのではないかと思いました。狭心症の発作予防薬として有名なニトロダームは、ニトロールをふくむ貼り薬ですが、皮下の基底顆粒細胞に作用して、心臓の血管を拡張させるホルモンを出していると考えられます。

このほかにも、喘息にたいするホクナリンや更年期障害にたいするホルモン療法（エストラダーム）など、いくつかの皮膚に貼る薬も同様です。

ここで、横浜の東洋医学の名医、山口力威先生に教えていただいた三物黄芩湯（さんもつおうごんとう）の効果を紹介しましょう。三物黄芩湯は手足のほてりにもちいる漢方薬で、通常は湯に溶いて飲みます。この薬を溶いてガーゼに浸して皮膚に貼ると、手足のほてりだけでなく、接触性皮膚炎、やけど、日光過敏症、などに効果があります。前述の西洋医学の薬であるニトロダームと同様に、皮下の基底顆粒細胞に直接、作用した結果だと考えられます。

舌に乗せて「発作の治療」

また、舌の味蕾細胞に作用する薬としては、さきほどのニトロールが有名です。皮膚に張るタイプは「発作を予防」する効果がありますが、「発作の治療」として、舌に乗せる舌下錠というタイプもあります。（この違いは基底顆粒細胞の反応性の違いによると考えられます）。舌下錠を舌にのせると、舌の味蕾細胞（基底顆粒細胞）が血管を拡張させるホルモンを出し、それが血流に乗って心臓に達するのではないかと思います。

漢方薬でホルモンに関係した病気を治療する際も、この基底顆粒細胞が放出するホルモンを利用していると考えられます。たとえば脳下垂体からでるホルモンの産出障害によると考えられている不妊症が、同じホルモンが腸からでていて、この「腸」にたいする治療をおこなうことで改善する場合などです。

薬の効き方は基底顆粒細胞次第？

よく、漢方薬は急性の症状には効かない、数ヵ月服用しなければ作用があらわれない、といわれます。しかし、これは大きな誤解です。実際は、服用後十数分で効果を発揮するものもあれば、数時間後、あるいは数日後に効くものもあります。この謎の答えも、基底顆粒細胞が与えてくれました。

たとえば、葛根湯（かっこんとう）や小青竜湯（しょうせいりゅうとう）などは、投与後十五分〜三十分で効果を発揮します。これらの即効性の漢方薬は、上部腸管に存在する基底顆粒細胞に作用していると考えられます。

また、立効散という漢方薬は、口に含むだけで効果があり、数分で歯や舌や口内炎の痛みをやわらげます。これは、口の基底顆粒細胞に作用した結果でしょう。以前、ある製薬会社の方が「立効散は確かに口にふくむだけで効くけれど、なぜ効くのかと聞かれれば理由を答えられない。だから私たちは売らないようにしているのです」とおっしゃるのを聞いたことがあります。そこで、製薬会社の方に、この基底顆粒細胞の存在を教えてあげました。ちょっと、びっくりしたんじゃないですか？

昨日おいしく感じた食べ物が、今日は味が違うように感じる、という経験はありませんか？　これは、その人の体調が変わったことによって味雷の反応性が変化したことを意味しています。昨日効いた薬が今日は効かない、ということも、基底顆粒細胞が放出するホルモンの種類や量が変化したことを意味しているのでしょう。

MEMO④　腸内細菌の不思議

ニューギニアのパプア族は、そのすべての人たちかどうかわかりませんが、動物性たんぱく質はほとんど食べないのだそうです。芋ばかりを食べているのに、とてもたくましいとか。じつは、彼らのお腹のなかでは、空気中から呼吸で取り込んだ窒素分を蛋白質に合成する腸内細菌が活発に活動しているらしいのです（栄養は摂取するものという常識をくつがえすできごとです）。だから、低たんぱく生活になれた彼らは、たまにお祭りで豚を食べて、お腹をこわし、死にいたることもあるらしいです。[26]

また、世の中には、食べないで生きることのできる人々が存在するという話を聞いたことがありますが、彼らも、本来、排泄されてしまうような老廃物を再利用できる腸内細菌の存在のおかげで、そのような「奇跡」がおきているのではないかという見解があるようです。このような腸の状態を実現できる人はほんの一握りのようですが……。省エネルギー、リサイクル……、腸の内には、現代が抱えてる様々の問題を解決する鍵がひそんでいるのかもしれませんね。

パプア族が、争いを知らない平和な人々であることを、願います。

基底顆粒細胞から放出されるホルモンは、はじめのころは、消化管ホルモンだけと考えられていました。しかし後に「ソマトスタチン」という脳の下垂体から放出されるホルモンと同じものが、腸から発見されました。さらに研究が進み、サブスタンスP（傷みを伝えるニューロンの信号物質）、ニューロテンシン（血圧を下げるニューロンの信号物質）、エンケファリン（モルフィネ様物質）など、脳に存在するすべてのホルモンが、腸の基底顆粒細胞から放出されることが発見されています。これとは逆に、腸のホルモンが脳で発見されている例もあり、「脳にあるものは腸にあり、腸にあるものは脳にある」ということで、これらは、「脳腸ホルモン」といわれています。[27]

脳にあるものは腸にもある

五　人間は腸管でも考えている
――心身症、アルツハイマー型痴呆症の原因はここにある

これは、古来から人間にとって最も大きな謎のひとつでした。そして、いまなお多くの科学者たちが研究テーマとして取り上げ、さかんに議論しています。二十世紀には、多くの生命科学者が脳の研究をしましたが、わかったのは、心は脳に存在するのではない、心は脳以外の領域にあるのではないかということでした。日本免疫病治療研究会会長の西原克成先生は、著書『内臓が生みだす心』の中で、心の所在について非常に興味深い主張をされています。私はこれを読み、腸管の能力に驚愕したと同時

心(こころ)は体のどこに存在するのか？

に、やはり東洋医学は根、腸に向かっているのだと再認識したのです。

腔腸動物であるヒドラは、空腹（腸が空）になったら、餌を採る指令を触手に出します。これは、下等な動物の本能ですが、見方を変えれば腸管が「考え」を持った原点であるともいえるかもしれません。

自我の本拠地「腸管」

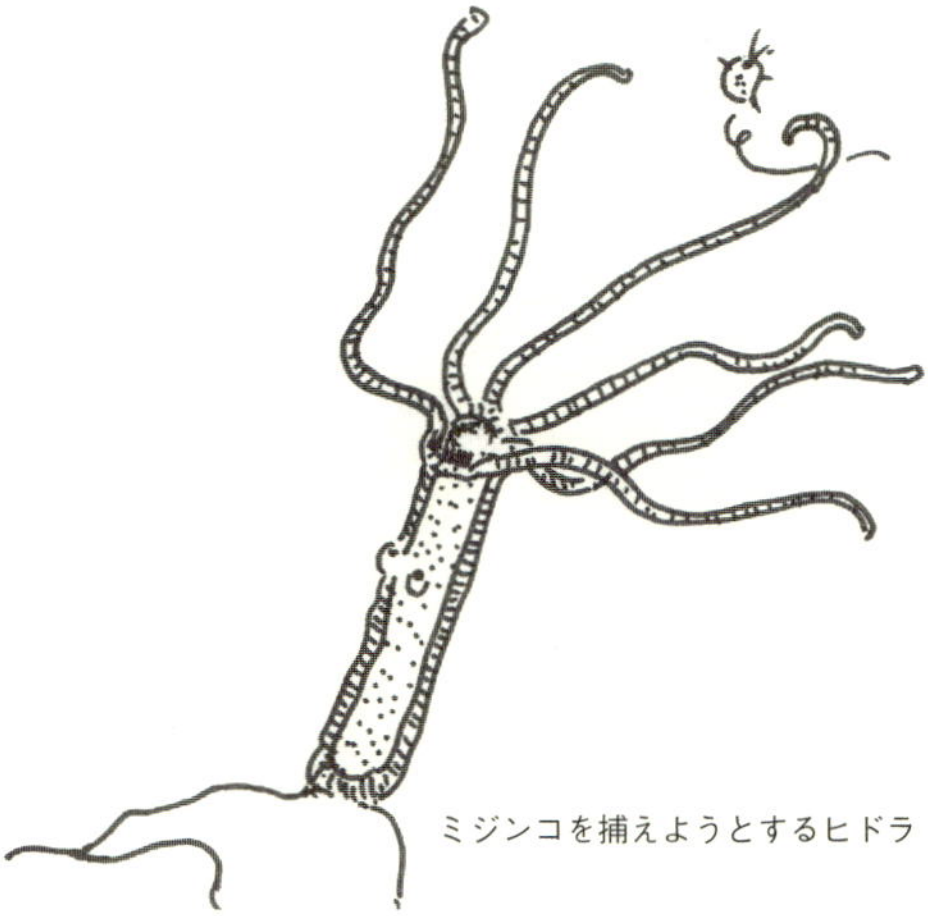
ミジンコを捕えようとするヒドラ！

空腹を感じた腸管は、触手を支配する神経叢に指令を出します。この神経叢は、のちに進化の過程で脳へ発達していったと考えられています。

つまり、本来、命令を考え出すのは「腸管」で、脳はそれにしたがい働く臓器ということなのです。[28]脳は餌にかんする条件の判断や、外敵の判断などのためにあとで発達したということになります。

このように、「腸管」の本能、すなわち思考行為の原点は「食欲」ですが、そのほかにも人間には、名誉欲、色欲、財産欲、睡眠欲などがあるそうです。この五つの欲（五欲）が「自我」そのものとなります。[29]この「自我」が宿る中部腸管「小腸」は、内臓の感覚感情神経の原点であり、人間そのものであるといえます。西原先生は、この中部腸管に宿る「自我」のもとで、上部腸管の肺、心臓（中胚葉）、舌、従隔、食道には「心や魂」[30]が宿り、下部腸管の大腸、膀胱、生殖器には「排泄欲」が宿っているといわれています。[31]

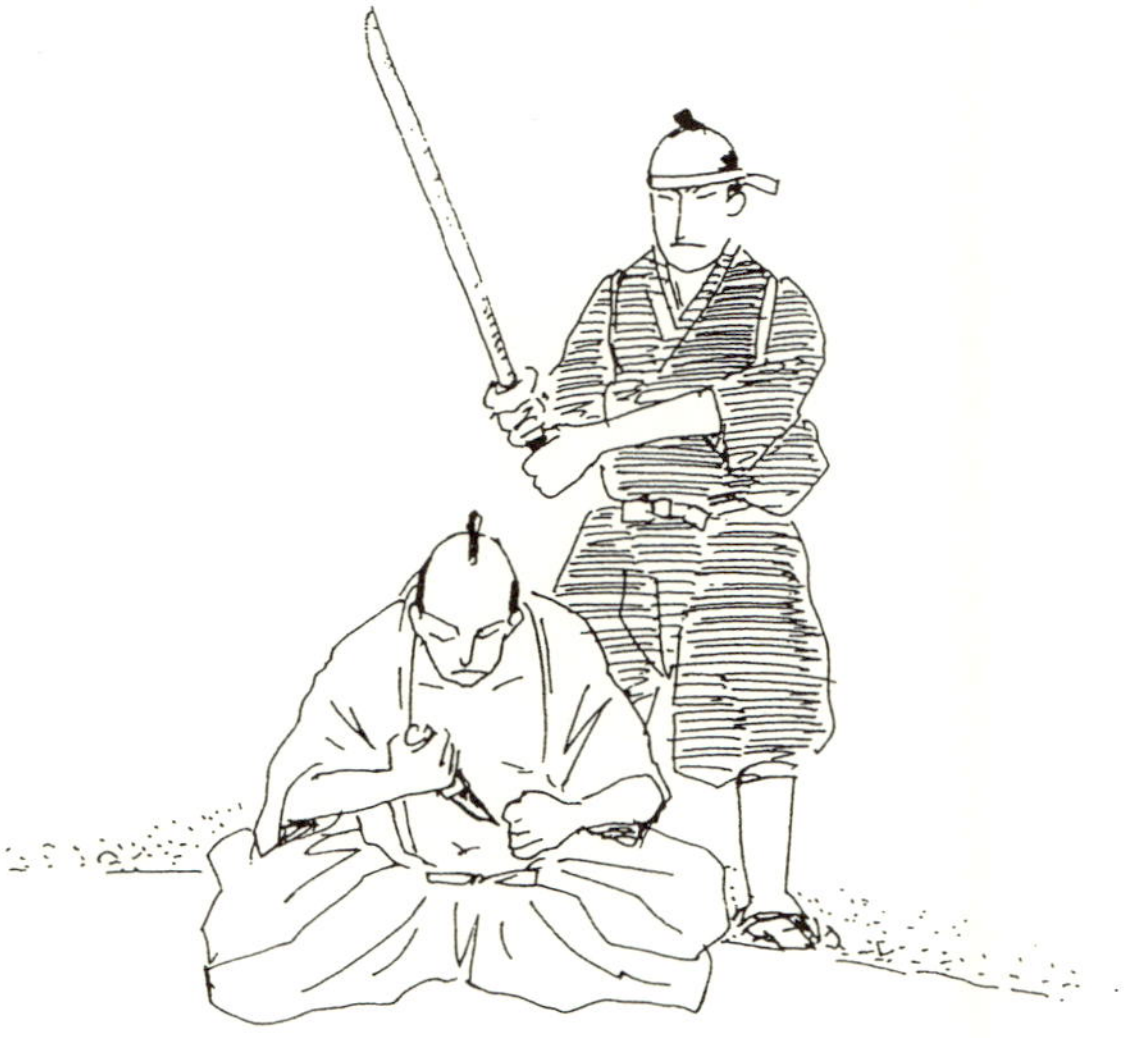

腹を切ることは死を目的としていない。腸管内の自我を殺すため

切腹は自我を殺すため

　武士は、身の潔白を証明するためや、怒りを静めるために「腸を切る」切腹を行っていました。死ぬためには「介錯（切腹する人に付き添って首を切り落とすこと）」が必要であることからわかるように、腹を切ることは、けっして死を目的としているのではなく、自我を殺すためでした。武士は、腸管内臓系の腹に自己の本能の自我が宿り、すべての欲が生命の根源の腸から発することを知っていたのです。[32]

当て身〈腸が失神！〉

　当て身とは、こぶしや肘などで人の急所を突いて気絶させることで、もともと柔道の技ですが、危険なので試合では禁止されています。お腹に当て身を加えて意識がなくなるのは、腸の感覚感情神経の意識がなくなるからだと考えられます。はげしい下痢や腹痛の時に意識を失うのも同じ現象が起こっていると想像できます。これを、脳震（のうしん）

盪にたいして、腸震盪と呼べるかもしれません（心臓にかんしては、心震盪という言葉も使われるようです）。しかし、この状態を、「脳障害」と診断しているのが現状で、ナルコレプシー（意識消失）や人格障害をともなうアルツハイマー型痴呆症の治療が困難なのも、腸にたいする治療をおこなっていないからではないかと思われます。

腸管が感情を表す比喩表現

感情をあらわす比喩表現を見てみると、「胸が高鳴る」「心がときめく」「腹がたつ」など、発生学的に腸管に由来する臓器が「動揺する」表現がたくさんあります。[33] 英語でもハート（心臓）という単語がはいった感情表現が同様にみられます。私が辞書や辞典で調べただけでも、うしろに載せた資料（p63）のように多くの言葉がありました。

これらは「内臓の感覚感情神経」の存在を示唆している気がしませんか？　むかしの人々が人間の感情をこまかく観察し分析していたことに驚かずにはいられません。

腸の「心や魂」をつかさどる感覚神経は、三歳頃までに完成するといいます。これが、まさに「三つ子の魂、百まで（＝幼い時の性質は老人まで変わらない）」です。つまり、三歳までの授乳の仕方、離乳食のやり方などが腸の神経の性質を決め、それは、その人の将来の人格や心にまで影響するのです。したがって、母親が、うつ状態やイライラした状態、体調不良など、精神面、肉体面が不安定な場合には授乳しないこと、冷たい食べ物や動物の蛋白質を幼児にあまり与えないことがたいせつです。子育てにおいては、三歳

三つ子の魂、腸次第！

までが鍵をにぎっているのです。

新生児の腸内には、誕生後三〜四日ごろから有益菌であるビフィズス菌があらわれはじめます。五日目頃になると、ビフィズス菌は腸内細菌叢の中で最優勢となり、人体に害をおよぼすかもしれない大腸菌や腸球菌などの菌はビフィズス菌の百分の一程度までに減少します。しかし、ここでいう乳児のビフィズス菌は乳児型のビフィズス菌です。この乳児型ビフィズス菌は離乳期に成人型のビフィズス菌と入れ替わり、ここでようやく腸内細菌は安定した状態になるのです。

この安定した腸内細菌が完成する二歳半までは、大人用のたんぱく質をあたえてはいけないといわれています。なぜなら、たんぱく質がちゃんと消化されずに、そのままの形で吸収されてしまうと、体内で抗原となり、ある時期に、これにたいする抗体ができ、アレルギーやアナフィラキシー[34]の原因となる可能性があるからです。とくに生エビ、貝、刺身、ピーナツバター、ソバなどでは、ショックをおこすと死亡することがありますので、絶対にあたえないように注意しなければなりません。また、この抗体はアトピーや喘息をおこす原因にもなっています。

少年犯罪のもとは、腸にある？

近頃、悲しいことに青少年による犯罪がニュースの紙面をにぎわせています。また、自殺する人も多くなっています。これにかんしてはさまざまな議論がなされていますが、前述のような幼児期の障害によっておきる「内臓神経の未発達」により、腸管（内臓）を痛めたことが原因であると私は考えています。もちろん例外はありますが、脳の病気（精神科の病気）ではないのです。ちなみに、心身症、パニック症、てんかんの小発作、ナルコレプシー、アルツハイマー型痴呆症の多くは、臨床の経験から、私は脳ではなく腸が原因であると考えています。

出産は口ではいいつくせない難事業で、体調をくずしてしまう女性も少なくありません。出産がもっとたいへんだった昔、後継者を必要とする権力者たちは、健康な女性が、出産後の体調不良の生母にかわり、乳をあたえて健康な子どもを育てさせました。これは、むかしの人が、「三つ子の魂」が完成するまでに、体調不良状態で授乳すると、乳児の「心」の完成が未発達、未完成になることを知っていたことを意味しているのではないでしょうか。中国の医学書にも、授乳者は、辛いものや刺激物を避け、激怒したあとや、長期にわたる鬱（うつ）など、精神が不安定な状態での授乳は避けるように、記してあるそうです。[35]また、たえず満腹でいると、心の状態が不安定になることを知っていた中国人は、皇帝の跡継ぎを育てるときも、乳母の制度と同時に、食習慣を大事にして、皇子といえど、飽食はさせない教育をおこなっていたようです。[36]

「乳母」という制度

背に腹は変えられないストレス

「背に腹は変えられない」という格言は、一般的には差し迫ったことのために他を顧（かえり）みるゆとりがない、という意味でもちいられます。しかし、これは、もとをたどれば、人間の考えは「腹」の考えが主で、「脳」（＝背）の考えはそれにしたがうものであり、その「腹」の考えは「脳」ではどうしようもない、ということを意味しているように感じられます。西原先生によると、[37]呼吸によって生まれる「背筋のリズム運動」は、脊椎とつながる脳での精神思考を生み出し、蠕動から生まれる「腸管のリズム運動」は、心（自我や本能）を生みだし、この二つは互いに相容れないことが多いのだそうです。つまり、脳の考えと内臓の考えが相違するために、「頭ではわかっているけど、やめられない」というような葛藤がおこるのではないかと思うのです。

天才といわれるニュートンやアインシュタインらは、「自閉症であった」可能性が高いといわれています。[38] このような天才といわれる人々は、内臓の感覚感情をともなった繊細で複雑な考え方をしていた、というように考えることもできるのではないでしょうか？　おそらく、ベートーベンやエジソンも、彼らの豊かな想像性から考えると「自閉症」だったのではないでしょうか。そのため、一般の人々、つまり脳でものごとを考えることの多い人々には理解しがたい部分があり、彼らは、他人との交流がうまくいかない一面もあったと思われます。

心臓移植で「心」も変わる！

西原克成先生は、一九九七年にアメリカで心肺同時移植をうけたクレア・シルヴィアという女性が書いた『記憶する心臓』[39]という本を紹介しています。[40]

そこでは、心肺を移植すると、「心」まで替わってしまったという驚くべき事実を、伝えています。「心や魂」の存在が「心肺」にあるということを、一種の動物実験として証明したようなものです。

いっぽう、脳細胞の移植では人格や心に何の変化も認めなかったという報告などもあり、[41] これまで、人間の体の中で脳だけがものごとを考え記憶する臓器であると考えられてきましたが、「腸管」が「物を考え記憶する臓器」であることを認めてみてもよいのではないかと思います。

睡眠薬で「心」は休まらない

睡眠薬や精神安定剤には、「精神の宿る脳」を休めて平静にする作用があります。しかし、「心の宿る内臓神経」を休めて落ち着かせる作用はありません。したがって、睡眠薬による眠りは、「体」は休んでいても、「心」は休んでないことが多いのです。これでは患者さんの睡眠にたいする不満と不安が根本的に解決するはずがありません。心（内臓神経）の安らぎをともなったものが本当の睡眠であるといえます。

内臓神経を癒す漢方薬

内臓の感覚感情神経の変調を整えたり癒したりするために開発された薬が、「気剤」という成分を含んだ漢方薬です。一般的に、「気剤」は「精神」を癒す薬だと考えられています。しかし私は、これが決して「脳」、つまり「精神」に作用しているのだとは思いません。「気剤」は、「腸管の血、水、温度」の乱れ整えることで、「感覚感情神経」に働きかけていると思うのです。

気剤の代表的な成分には、桂枝、香附子、枳実、釣藤鈎、大棗、竜骨、牡蠣、竜眼肉、遠志、酸棗仁、半夏、紫蘇葉、厚朴などがあります。

区別されない「精神病」と「心の病」

脳は、人間の精神をつかさどる臓器ですが、その働きは、感情（心）をともなわないコンピューターのようなものではないでしょうか。「精神病」は、その「脳の病」で、脳や体壁（脊椎）神経でおこなう思考や精神が障害を受けることによっておこるのではないかというのが私の考えです。

いっぽう、腸管がおこなっている思考活動や記憶は、小腸の自我に支配された、その人の感覚感情をともなった「心や魂」の考えです。したがって、「心の病（心労）」は、「腸管の病」であると考えています。心の悩み（心労）は、腸の機能が種々の理由で衰えることによって門脈の酸素不足がおこり、内臓から活力が失われるためにおこるのです。[42]

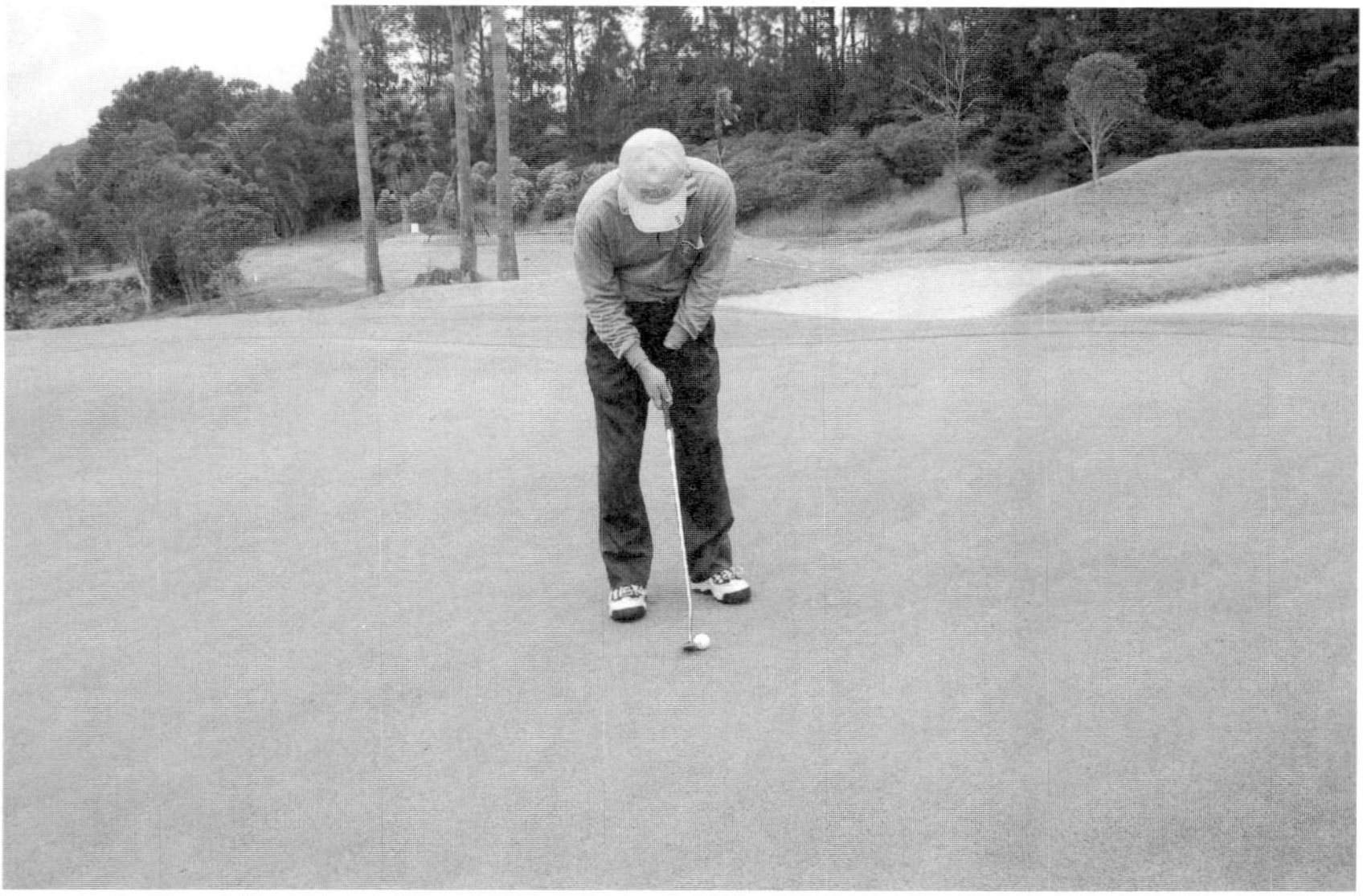

ゴルフのパットで緊張するのも「腸」の指令のせいと考えられる（プレーヤーは著者）

こうしてみると、脳や体壁神経の病気である「精神病」をあつかうのが「精神科」、腸管の病気である「心の悩み」をあつかうのが「心療内科」なのですが、実際は、どちらの病気も「精神科」で対応しているのが現状です。

たとえば、「上司に怒られる」という状況を思い浮かべてみてください。これを脳で考えるときは、ただ単に「上司に怒られる」ということのみを判断します。いっぽう、内臓神経で考えるときは、そこに五欲が関係してきます。つまり、人前で怒られて恥ずかしい、出世にさしさわる、などさまざまなことがからんできて、より複雑になります。このようなとき、内臓神経が未発達であったり、腸管が病んだ状態であれば、心身症、心のうつ病、パニック症などを引き起こしやすいのです。しかし、いまの医療では、心身症、心のうつ病、パニック症は「精神の病気」と診断され、多くの種類の精神安定剤や睡眠薬が投与されることがほとんどです。その結果、胃腸を傷つけてさらに病気が悪化し、治療期間も長くなってしまう、という悪循環がよく見られます。

「心の病」は、腸管の障害

拒食症では、腸管が空、つまり空腹になったときにおこる人間（腸管）本来の欲望である「食欲」にさからって拒食という行動に出るため、まず脳に障害がおこり、不眠や精神不安などになり、それでも、さらに拒食し続けたり、胃腸を傷つける薬剤を摂取し続けたりすると、つづいて腸管の機能が障害（門脈の酸素不足）がおきると考えられます。これが「心の病」ではないでしょうか。さらにその状態がつづくと、腸管は器質的に障害がおこり、腸は紙のように薄くなり、腸からのホルモン分泌がなくなり、最終的には死を迎えることになるのです。

人間が本来持つ食欲などの「自我」は人間が生きていくために必要な欲望です。その欲望にさからったり、無視したりした生活を送ることは、死に向かう行為といっても過言ではありません。

「腸」が主、「脳」が従（アルツハイマー型痴呆症）

西原先生は、脳の働きについて「腸の要求をなんとか実現するようにしか脳は機能しない」と述べています。[43] 発生学的に見ても、もっとも古い臓器である「腸」を守るために、「脳」は発達してきた、ということができるようです。近年、腸を研究する人々は「腸は第二の脳だ」といわれていますが、私自身は「いや、第一の脳だ」と叫びたいくらい、「腸」に注目しています。

「腸」が主で「脳」は従の関係でわかるように、「腸」から絶え間なく「脳」への指令が出されているのです。その指令が「腸」の心の状態が不安定で「脳」にストレスがかかる指令のとき、また「脳」がむくんだり、ほてったりの悪条件が加わったとき、「脳」に血行不良などの異変がおこることが考えられます。このような状態がながくつづけば「脳」は萎縮することが考えられます。

このような状態のもとでは、脳の意識下の行動に障害が生じ、「腸」の無意識の考えが優先してあらわれるのではないでしょうか。

ゴルフのパットの最中のイップス（緊張で手先が動かなくなる状態）や、緊張下での物忘れや、動悸はこのようなことが考えられるのではないでしょうか。

アルツハイマー型痴呆症に漢方薬の成分として「腸」の心の状態を癒す釣藤鈎（ちょうとうこう）や大棗（たいそう）などをふくむものが有効なのは、上記のことを証明しているのではないかと思います。

人間の二つの考え方

これまで話してきた内容をここに一覧表にしてみました。つまり背（意識）に腹（無意識）は変えられない、わかっちゃいるけど、やめられないことをまとめたものです。参考にしてみてください。

考え方	意識の中	無意識の中
考えている場所	脳	腸管（腸や肺）
考え方の表現	精神	心、魂
病気	精神病	心身症、心の悩み
完成時期	二十歳前後	三歳（三つ子の魂）

治療法	向精神薬や精神安定剤や睡眠剤	漢方薬
叩かれた時の意識消失現象	脳震盪	当て身、腸震盪、心震盪
治療する科	精神科	東洋医学

以下、参考のために、国語辞典からの抜粋をご紹介いたします。

◆資料：感情を比喩する表現[44]

【心（こころ）】

〈定義〉

・五欲（食、名、色、財、睡）を伴った感情

・知、情、意、のはたらき。意識、精神

・考え、意向

・心のそこ、まごころ

・気持ち、思いやり

・くふう、趣向

・意味、おもむき

〈表現〉

心が動く、心が通う、心に浮かぶ、心に掛ける、心にかなう、心に留める、心に任せる、心にもない、心の鬼、心の闇、心を合わせる、心を打つ、心を入れ替える、心を動かす、心を砕く、心を汲む、心を引く、心を向ける、心を許す

心浅し、心あたり、心あて、心ありげ、心意気、心置きなく、心おくれ、心劣り、心がけ、心構え、心変り、心配り、心する、心添え、心づかい、心づくし、心強い、心ときめき、心ない、心なし、心ならず、心憎い、心根、心残り、心ばえ、心ひそかに、心細い、心任（まか）せ、心待ち、心待ち、心もとない、心安い、心良い、心やり、心行く

【胸（むね）】

〈定義〉

・脊椎動物の首と腹のあいだの前面
・衣類の胸のあたる部分
・心、思い、心中
・肺
・心臓
・胃

〈表現〉

胸があく、胸が裂ける、胸が騒ぐ、胸がすく、胸がつぶれる、胸が燃える、胸が焼ける、

胸が悪い、胸三寸に収める、胸に当たる、胸に余る、胸に一物、胸に畳む、胸に手を当てる、胸を痛める、胸を躍らせる、胸をさする、胸を打つ、胸を焦がす、胸をなでる、胸を弾ませる、胸を膨らませる

【腹（はら）、腸（ちょう）】

〈定義〉

・動物の胃や腸や子宮などの内臓の入っている部分
・胃や腸のこと
・心ばせ、心の中、考え
・度量、胆力
・物の中央の部分
・背に対して前の部分

〈表現〉

腹のすわった、腹が立つ、立腹、腹が膨れる（気分が悪い）、腹が太い、腹・胸に一物（たくらみ）、腹にすえかねる、腹の内、腹の虫が治まらない、腹を合わせる、腹を探る、腹を割る、腹が煮え繰り返る、腹を括る、お腹の底から笑う、腹を抱えて笑う、胃が痛い、腹黒い、はらはらする、はらわた（腸）が煮えくり返る、はらわたが腐る、はらわたがちぎれる、はらわたが見え透く、はらわたをたつ（断腸）

MEMO⑤ 考脳無我 考腸有我

十五年ほど前、長崎県諫早市にある徳養寺の三浦和尚の教えのもとで座禅を組んでいたとき、「無」とはいったい何であるかを勉強させていただきました。「無」とはゼロではない、ただ何事にもこだわらない世界なのだと。そのときに

考脳無我

考腸有我

という言葉を考えつきました。これは、脳で考えるときには自我はともなわないが、腸で考えるときには自我をともなう、という意味です。

「中部腸管」である小腸に宿る自我の支配のもとで、「上部腸管」の心臓や肺で物事を考えたら、さまざまなこだわりをともなった思考になるので、悩んだり、うつ状態になったりするのです。

「脳」で考えるときは、自我に縛られないので、「自我の無い」すなわち「無我」の世界なので、悩んだり、うつ状態になったりしないのです。

〈注〉

1 岩波新書（新赤版）191『腸は考える』（藤田恒夫著 一九九一年 岩波書店）1、腸は小さな脳である p2

2 リンパ球：白血球のひとつで、ウイルスなどを攻撃する免疫機能を持つ

3 抗体：ウイルスなどにとりついて、侵入を防ぐ働きがある

4 平凡社新書195『免疫と腸内細菌』（上野川修一著 二〇〇三年 平凡社）Ⅱ、腸管免疫と腸内細菌 p40

5 非自己：医学用語で、体にもともとないもの、自分の体の一部でないものを「非自己」と表現する。臓器移植などで問題になるのが、これによる拒絶反応である

6 平凡社新書195『免疫と腸内細菌』Ⅱ、腸管免疫と腸内細菌　p42・43

7 配糖体：糖と有機化合物が結合したもので、植物に含まれる天然の化合物が多い

8 ツムラメディカルスクエア　漢方服薬指導Q&A（ホームページ）

9 岩波新書（黄版）58『腸内細菌の話』（光岡知足著　一〇〇二年　岩波書店）V、腸内細菌とからだ　p141

10 「食卓の向こう側」―身土不二―二〇〇三年十二月二十三日　西日本新聞

11 サプリメント：本来、付録や補足を意味するが、最近では健康補助食品として使われることが多い言葉。良いぬか床は、身体に不足しがちなこのサプリメントを作り出しているが、ついつい市販されるサプリメント剤で補おうという人が増えている

12 「暮らしと医」兼松隆之筆　二〇〇四年七月二十四日　長崎新聞

13 岩波新書（新赤版）191『腸は考える』1、腸は小さな脳である　p6

14 前掲書　1、腸は小さな脳である　p6

15 前掲書　1、腸は小さな脳である　p7・p8

16 前掲書　1、腸は小さな脳である　p5

17 パラニューロン：後で説明するホルモンを分泌する感覚細胞「基底顆粒細胞」のことをさしている

18 脳下垂体：いろいろなホルモンを分泌する内分泌器官で、脳の近くにある

19 岩波新書（新赤版）191『腸は考える』1、腸は小さな脳である　p8

20 前掲書　2、神経かホルモンか　p17

21 前掲書　2、神経かホルモンか　p43

22 前掲書　3、センサー細胞の発見　p56

23 基底顆粒細胞：神経細胞（ニューロン）と共通する性質をもつということで「パラニューロン」ともいわれる。

24 岩波新書（新赤版）191『腸は考える』3、センサー細胞の発見　p54～p55

25 前掲書　3、センサー細胞の発見　p66

26 岩波新書（黄版）58『腸内細菌の話』V、腸内細菌とからだ　p128～p130

27 岩波新書（新赤版）191『腸は考える』8、ひろがる細胞の輪・パラニューロン　p185

28 NHKブックス『内臓が生み出す心』（西原克成著　二〇〇三年　日本放送出版協会）第五章　顔と心、身体と精神　p196

29 前掲書　第三章　心と精神の発生学　p90～p95

30 西原先生は、生命の本質を「心や魂」と表現している。それは常に新陳代謝し、生きのびていこうとする生命体のエネルギー

そのものを指しているようだ

31 NHKブックス『内臓が生み出す心』第三章　心と精神の発生学　p90～p95

32 前掲書　第五章　顔と心、身体と精神　p204～p208

33 前掲書　第五章　顔と心、身体と精神　p28、p193

34 アナフィラキシー：体に異物が入ったら、その異物にたいする抵抗力を生じて症状を起こさないようにするが、ときどき、その抵抗力を生む免疫反応が強すぎて激しい症状を呈する。このような過敏症をアナフィラキシーという

35 『漢方　日本人の誤解を解く』（劉大器著　一九九七年　講談社）第四章「医食同源」―伝統栄養学の優れた知恵　p159

36 前掲書　第四章「医食同源」伝統栄養学の優れた知恵　p157～p158

37 NHKブックス『内臓が生み出す心』第三章　心と精神の発生学　p100

38 二〇〇三年五月一日ロイター通信（「Yahoo News」より）

39 『記憶する心臓』（クレア・シルヴィア、ウィリアム・ノヴァック著　飛田野裕子訳　一九九八年　角川書店）

40 NHKブックス『内臓が生み出す心』第一章　心肺同時移植で心が変わる　p21

41 前掲書　第一章　心肺同時移植で心が変わる　p27

42 前掲書　第二章　心はどこから生まれるか　p57

43 前掲書　第五章　顔と心、身体と精神　p196

44 『新選　国語辞典　新版』（金田一京助他編　一九五九年　小学館）

第三章
東洋医学が広まらない理由

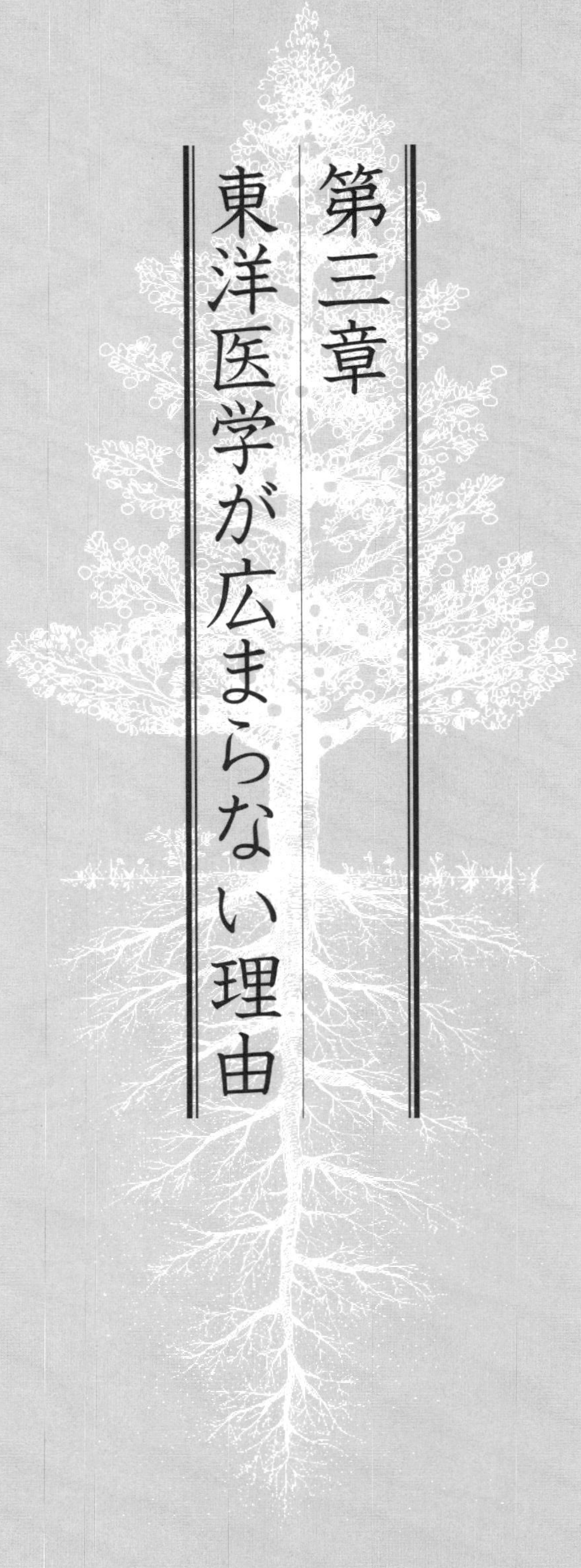

東洋医学というと、何となくうさん臭い、当てずっぽうじゃないか、薬局で売っている健康食品と同じようなものじゃないか、というマイナスの印象を持っている方が多いでしょう。そのようなイメージを持っている人は、私たち医療従事者のなかにも少なくありません。

では、なぜこのように東洋医学は広く受け入れられないのでしょうか。それほどすばらしい医学ならば、なぜもっと広まらないのか疑問に思う人も多いと思うので、ここでその理由を私なりに考えてみたいと思います。

一　東洋医学には誰もが納得する理論がない

まず、医学理論が確立していないということがあげられます。

これまでにも東洋医学に医学理論があると主張する人がいましたが、どれもあいまいなものであったように思います。

東洋医学は理論があいまい

さまざまな手引き書をみると、中国の数千年の歴史のなかには、東洋医学にかんする書籍は数多く存在し、後世に大きな影響を与えたすばらしい本もたくさんあったことがわかります。しかし、理論を説く基礎医学書は少なく、むかしからの症例の寄せ集めが多いようです。

そして日本では、中国医学の理論（『傷寒論（しょうかんろん）』という具体的な治療法がかかれた本など）をさらに省略し、経験中心の「漢方医学」を独自に築き上げてきた、という歴史があります。これでは、たしかに「東洋医学は理論があいまいだ」といわれてもしかたない気がします。また、私が診察においてもっとも重要視している「腹診」も、「お腹のどこを診ているのか」が明確でなかったために、広くは浸透せず、発達させることができなかったのではないかと、私は考えています。

東洋医学のたいせつさを世の中の人に広くわかってもらうためには、万人にたいして説明できるような東洋医学の理論が必要なのです。この点で、私が考案する考根論は多くの人々を納得させうる考え方であると思っています。

二　複雑すぎて体系化できない

五感と経験がものをいう東洋医学の診断

吉益東洞の弟子のひとりである奥田寛という人は、『長沙腹診考』[1]という著書で次のように述べています。

「万病悉く腹に根し、変態百出窮むべからず」

これは、すべての病気は、お腹に原因がある、そして「お腹の特徴」が同じでも、「症状」の現れ方は百通りあるので、簡単に処方はできないという意味です。

東洋医学は、患者さんの病気をおこすもとになる根、つまり腸に向かう医学です。私たち東洋医学の臨床医は、患者さんのお腹の特徴や「寒熱」などの情報を、五感で受け取り、治療方針を決めますが、実際に診療をしていると、吉益東洞の弟子のいうように、患者さんに現れている症状は、千差万別であることがよくわかります。

このように、東洋医学の診断は、患者さんの症状だけでなく病態の根を診るため、そこには医師の主観が入る可能性があります。このことが、東洋医学の治療において、体系化することをむずかしくしている原因のひとつといえるでしょう。しかし、見方を変えれば、患者さんというひとりの人間に、医師というひとりの人間が正面から向きあっておこなう医療である、ということができます。

葛根湯は風邪薬ではない！

つぎに西洋医学と東洋医学の薬を比較してみましょう。

基本的に、西洋医学の薬は、単一の成分からなります。たとえば、アスピリン、H_2ブロッカー、カルシウム拮抗薬などの薬は、どれも単一の成分からなります。つまり、西洋医学では、頭痛・胃炎・高血圧などの症状に効果を発揮する成分からなる薬を処方すればよいのです。そして、それだけでは症状を抑えられない場合や、それによる副作用が考えられる場合には、同様の効果を期待できるほかの薬を選択します。

いっぽう、漢方薬は、生薬ともよばれ、植物などの自然のものを、組み合わせて利用していますので、成分は複数含まれています。そして、患者さんの体質、つまり病人の根を診て、薬を選びますから、同じ病気でも、患者さんによって薬は異なる（同病異治）ことはしばしばですし、ひとりの患者さんでも病気の経過時間によって合う漢方薬が変わってきます。また、逆に、同じ漢方薬をもちいて、じつにさまざまな病態を改善しうる（異病同治）というのが特徴です。

たとえば、日本では「葛根湯は風邪薬」といわれています。これは大きなまちがいなのです。もちろん風邪薬としてももちいますが、それ以外の処方のほうが圧倒的に多いのです。「葛根湯」は、

「表、半表半裏、裏」のうち表（体の表面）を温める薬です。したがって、表が冷えたことによる肩こり、頭痛、腰痛などにもちいます。表の症状にたいする薬なので、裏であるお腹に特徴（効果）がありません。「お腹に特徴（効果）がないことが特徴」となのです。また、この薬を使う際は、患者さんの胃腸が強いこと、心臓に異常がないこと、前立腺に異常がないことが前提条件となっているので注意が必要です。

オーダーメイド医療

このように、ひとつの漢方薬にしても、腹診を中心にさまざまなことを考慮して処方を決めます。『長沙腹診考』の中でも、病気を診るときは、まず腹を診て、つぎに症状を聞いて、そして処方をきめると書いてあります。病名や症状から薬を選ぶ西洋医学とは根本的に異なるのです。「○○の症状に効く薬」というように、症状と漢方薬の効能を一対一対応させることは、東洋医学ではナンセンスであるという考え方を持っています。

以上、診察や薬の処方についてみてきましたが、東洋医学は、個人に合わせた、いわゆるオーダーメイド医療であるといえるのではないでしょうか。

三　作用機序がよくわかってない

研究費が少ない

日本では、東洋医学は、西洋医学にくらべて残念ながら軽視されています。したがって、漢方薬にたいする研究のための費用がおりにくいのが現状で、研究が進んでいないために薬の作用機序がよくわかってないともいわれます。

もちろん、まったく研究が進んでいないわけではありません。現在でも、個々の生薬の働きやそれぞれの漢方薬にふくまれる成分の働きは、かなりわかっているようです。しかし、漢方薬は、多くの種類の生薬の組み合わせで成り立っており、それらの配合比率の違いによっても作用は変化します。したがって、漢方薬の作用機序を研究するのが困難であるのは事実でしょう。

> 化学薬品と生薬の違いは、成分を抽出して使うか、あるいは薬草をそのままの形で使うか、ということです。[2] 西洋医学の化学薬品は基本的に成分を抽出して作ります。これにたいし、漢方薬は生薬をいろいろな組み合わせで配合することで作られます。そして、このとき最も注目するのがその生薬の「寒熱」です。つまり、漢方薬の生薬の効能だけに注目し、成分を抽出して研究しようとすると、それは生薬の「寒熱」という性質からかけ離れてしまうのです。[3]

「寄生虫先生」の話

ここで、寄生虫の研究で有名な藤田紘一郎先生の話を紹介しましょう。藤田先生は、現代にアレルギーが増えたのは寄生虫が少なくなったからだ、という説で有名な、自らも寄生虫をお腹に飼っている先生です。この研究成果を発表すると、「それならばそのアレルギーを減らす成分を抽出してみなさい」という声があがったそうです。そこで、寄生虫の分泌物を抽出して注入する動物実験を行ったところ、アレルギーは減ったけれど、こんどは癌が増えてしまったそうです。

このように、何でもこまかく分解し、特定の成分のみを抽出しようと考えるのは西洋医学的な発想です。しかし、体全体のバランスを診る東洋医学のように、そのような発想では、意味をなさない分野や現象も存在するのです。西洋医学の考え方をすべてに当てはめ、当てはまらないものは認めないという考え方はいかがなものでしょうか。

科学的な証明は意味がない？

ナスとトマトは同じナス科ですが、ナスは水を好み、トマトは乾燥を好みます。このように、同じ科の植物でも原産地が異なれば、好む環境も異なります。人間であればなおさら個人の違いが大きいといえます。同じ漢方薬でも、ある人には効果がありますが、ある人にはありません。このような漢方薬の性質からいっても、漢方薬を抽出して、その作用機序を科学的につきとめる必要性はあまりないといえるかもしれません。

MEMO⑥　歴史が証明する医学的根拠（EBM）

近年、EBM（evidence based medicine）という言葉をよく耳にします。これはこういう仕組みで有効だ、副作用も少ない、など根拠に基づいた医療を行おう、という考え方です。東洋医学をする私に「東洋医学にEBMはあるのか？」とせまる人もいます。しかし、よく考えてみてください。漢方医学は、中国で数千年の歴史をかけて、いわば人体実験を通して、有害なものを排除し、ほんとうに効果のあるものだけが淘汰され、たいせつに後世に伝えられてきたのです。これこそまさに医学的根拠（EBM）の積み重ねであると思いませんか？

四　東洋医学は非科学的？

西洋医学に押しのけられた東洋医学

明治維新以降、日本の医療は、政策的に西洋医学に一本化されました。今日では、西洋医学が中心で、東洋医学は異端ともいえる立場にあります。ここで皆さんに、日本の漢方医学の大御所である大塚敬節（おおつかけいせつ）先生が『漢方医学』という著書の中で述べられた興味深い文章を紹介したいと思います。[4]

「いまごろ漢方のような古くさい医学をひねくりまわしている人の気が知れない、という者がある。また漢方のような非科学的なものを医師が研究するのは、科学者としての尊厳を傷つけるものだという者もいる。果してそうであろうか。たしかに漢方は古い時代の医学である。ルネッサンス以降、近代西欧で発達した科学とは、没交渉に、科学以前に、一応完成した医学である。だから近代的な意味でいう科学で割り切れない部分がたくさんある。それだからといって、漢方を非科学的であると、きめつけてしまうことは、どんなものであろう。いまの医学の尺度で測ることのできるものだけが科学的医学で、測り切れないものはみな非科学だから、研究に値しないというのであれば、医学の研究は現状にとどまってしまうであろう。いまの医学で、解決のつかないなぞを科学的な方法で研究して、これに解答をあたえることこそ、医学者にあたえられた尊い使命ではあるまいか」

これは昭和三十二年に出された文章ですが、皆さんはどのように感じるでしょうか？　非常に示唆に富んだ、するどい意見だと思いませんか？　驚くのは、五十年以上前、このような批判がすでにいわれていたのです。私たち日本人がいかに先人たちの声に耳を傾けてこなかったか、ということがわかるような気がします。東洋医学がなかなか受け入れられないのは、私たちの受けてきた教育が、西洋科学中心であるために、東洋医学にたいして違和感を覚えてしまうからかもしれません。

向かうべき医療の道はどっち？

ここ百年ほどの科学技術の発達にともない、現代西洋医学は、診断・治療面におけるすざまじい進歩をとげました。西洋医学は、東洋医学には確立した医学理論がないという弱点をつき、さらに心臓移植や肺移植などの技術の高い医療を見せつけることで、医学の中心として、今日まですっかり浸透してきました。

しかし、よく考えてみてください。西洋医学で現に治すことのできない病気がたくさんあるということは、西洋医学一辺倒の治療では、行き詰まりが生じていることの証ではないでしょうか。

人間の体は、科学にぴったりと当てはめることができるほど単純ではありません。ひとりひとりに個性があり、体質も性格も異なります。均一化して考えられない、これらの個性が関係している病気や体の異常を検査などで証明することができない病気では、西洋医学でも正しい診断や治療をすることができません。ここに医療の混乱が認められます。

五　漢方教育が十分でない

大学での教育システムが整っていない

これまで、わが国では、医学部、薬学部で漢方を教えるところはほとんどありませんでした。実際、現在でも、体系的な漢方医学の授業を行っているのは、富山医科薬科大学のみであるようです。

したがって、多くの医学生は、漢方に興味を持つきっかけさえありません。もちろん、卒業して本格的に学びたいと思った者は、自分の意志で学びます。それも、私のように独学で臨床の場で少しずつ学んでゆくのが一般的なパターンで、とても系統立てた勉強は行われていません。なにしろ指導できるような人が絶対的に少ないので、日本の医師や薬剤師で、実際に漢方を基礎からしっかり学んだという人は、ほんの一握りと考えてよいでしょう。

しかし、平成十三年から、漢方医学が正式に日本の医学部教育の中に組み込まれました。これでもずいぶん進歩したとはいえますが、カリキュラムは学校によってバラバラで、理想とはほど遠いのが現状です。私としては、この理論（考根論）をきっかけに少しでも多くの学生が漢方に興味をもつことを期待しています。

東洋医学は職人的な学問

患者さんをひとりの人間としてとらえる東洋医学は、その診断方法や治療方法が複雑であること、医師の主観がどうしても入ってしまうこと、その技術が職人的であること、閉鎖的な世界であることなどの理由から、後輩の教育がしにくいという面があります。

六　治癒率が低いのは、なぜ？

東洋医学界での名医である、寺師睦宗先生の講演会で、「漢方医学による治癒率は三割である」と、うかがったことがあります。寺師先生は、野球界でいうと川上や長嶋、王、イチロー選手に匹敵するような「打率」の持主の先生です。しかし、これでは百パーセントの治癒率を求める患者さんには納得いただけないでしょう。東洋医学の治癒率が低いのはなぜでしょうか。

名医でも治癒率三割

日本では、東洋医学を系統的に勉強できる場所が少ないこと、しっかりとした東洋医学理論が存在しなかったこと、東洋医学はあまり儲からないこと、などから漢方医学をきちんと学んでいる優秀な医師は少ないです。

勉強不足の医師の漢方処方

いっぽう、西洋医学では治らず、漢方薬を試してみたいという患者さんは、たくさんいらっしゃいます。そのため、知識もない医師たちが漢方薬を西洋医学の薬と同様にあつかい、それぞれの漢方薬に効能のみに着目して処方しています。これが東洋医学の治癒率を低くしている要因のひとつといえます。

また、医師の不勉強は、病気が治癒しないだけでなく、取り返しのつかない結果をもたらします。たとえば、西洋医学的治療として慢性肝炎などの治療に処方される「小柴胡湯（しょうさいことう）」によって一九九〇年代、数十名の患者さんが肺炎を引き起こし亡くなりました。

小柴胡湯は、中国の古典的な処方で、これを長期使用するのは禁じられているので、中国ではこのような事故がおこることは考えられないそうです。小柴胡湯を長期にわたり使用したら患者を死に至らしめる、と歴史がはっきりと教えてくれているからです。これは、明らかに医師の勉強不足による薬害事故です。このようなことが原因で、東洋医学にたいする信用がくずれるのは非常に不甲斐ないことです。

「中医」になるな！

劉大器先生は「西洋医学の医師免許で漢方を処方するのは、洋裁の資格で和服を仕立てるのと同じことではないでしょうか」と述べられています。[5] 私も、そのとおりだと思います。漢方薬を処方するのならば、きちんと勉強し、責任をもって患者さんと向き合わなければなりません。これは医師として当然の義務なのです。

ところで、中国の後漢時代の班固という人が書いた『藝文志』という書籍に、「諺に曰く、病を得て、之を治せざれば、中医を得」という一節があるそうです。これは、病気になったときに、放っておけば、「中等度の腕前の医師」にかかったのと同じ程度の効果があるという、皮肉で逆説的な言葉ですが、これは、薬や医療は人間の自然の治癒力を妨げることも多いので、病気になっても、へたに診てもらうより、そのままにしておくほうが賢い、ということを指摘したもの[6]で、われわれ医師にとってはなんとも嫌な言葉です。しかし、医療の弱点を、中国人はすでに二千年も前から知っていたのです。

医師の知識不足、技術不足は許されません。そこには患者さんの尊い命がかかっているのです。医師やこれから医師になる人々には、この職業の重大な責任を認識して、少なくとも「中途半端な医師」になってはほしくない、「中医」以上になってほしいと思います。

難病の患者の駆け込み寺

いまの日本では、体の具合が悪くなると、西洋医学の治療を受けるのが一般的です。それで治らなければ、さまざまな噂を聞きつけては、いくつもの病院をまわります。それでも改善されず思い悩んでいる方が、ここではじめて東洋医学の門をたたきます。したがって、東洋医学があつかうのは、当然、難病と呼ばれる病気や病態がこじれてしまった症例が大部分をしめることになります。つまり、さきにあげた腸、つまり裏に異常が起きている症例が多く、そのなかでも重要な働きをする腸内細菌がうまく機能しなくなったものや、小腸に宿る自我までもが侵されているものが多いのです。また、そのような患者さんは、西洋医学の対症療法で多くの薬剤の投与を受けていることや、それによる副作用のために本来の体質が見極めにくく、治療がスムーズにいかないのが現状です。

このように、西洋医学と東洋医学は、その根本的な考え方が異なるうえに、訪れる患者さんの病気の進行度、複雑さも異なるわけです。したがって東洋医学と西洋医学の治癒率を比較しても意味がないという見方もできます。

七　患者さんの偏見・誤解

ゆっくり時間をかける医療なのに…

東洋医学は、あれやこれやと治療を積み上げていきながら、その人にぴったりの薬を見つけていく医療です。しかし、これまでに述べてきたように、理論があいまいである、診察や治療が複雑である、治癒率が低い、などの理由から、多くの患者さんに誤解をされ、偏見を持たれています。そのために、医師は、患者さんにゆっくり向って治療をする時間を与えてもらえない、ということも多いのです。

病気で苦しんでいる患者さんは、百パーセントの治癒率を求めるわけですから、これはしかたがないのかもしれません。しかし、患者さんの理解が得られてはじめて、東洋医学の治療が成り立つということを、ぜひ知っていただきたいと思います。東洋医学の治療が成立すれば、西洋医学では治らなかった病気が治ることもあるのです。たとえば、草花の根を育てるときも、土を耕したり、水分調整したり、堆肥をやったりと、あれやこれやおこなうように、東洋医学も手間暇をかける必要がある医療であることもわかっていただきたいと思います。

〈注〉
1 「長沙腹診考」壷中天薬局ホームページ〈文献コーナー〉
2 『漢方 日本人の誤解を解く』（劉大器著 一九九七年 講談社）第五章 生薬の「寒熱」を探る p165
3 前掲書 p165
4 創元医学新書『漢方医学』（大塚敬節著 一九五七年 創元社）はじめに p3～p4
5 『漢方 日本人の誤解を解く』第一章「漢方まがい」の健康ブームを憂う p41
6 新装版『漢方医学』（大塚敬節著 二〇〇四年 創元社）漢方医学の魅力 p21～p22

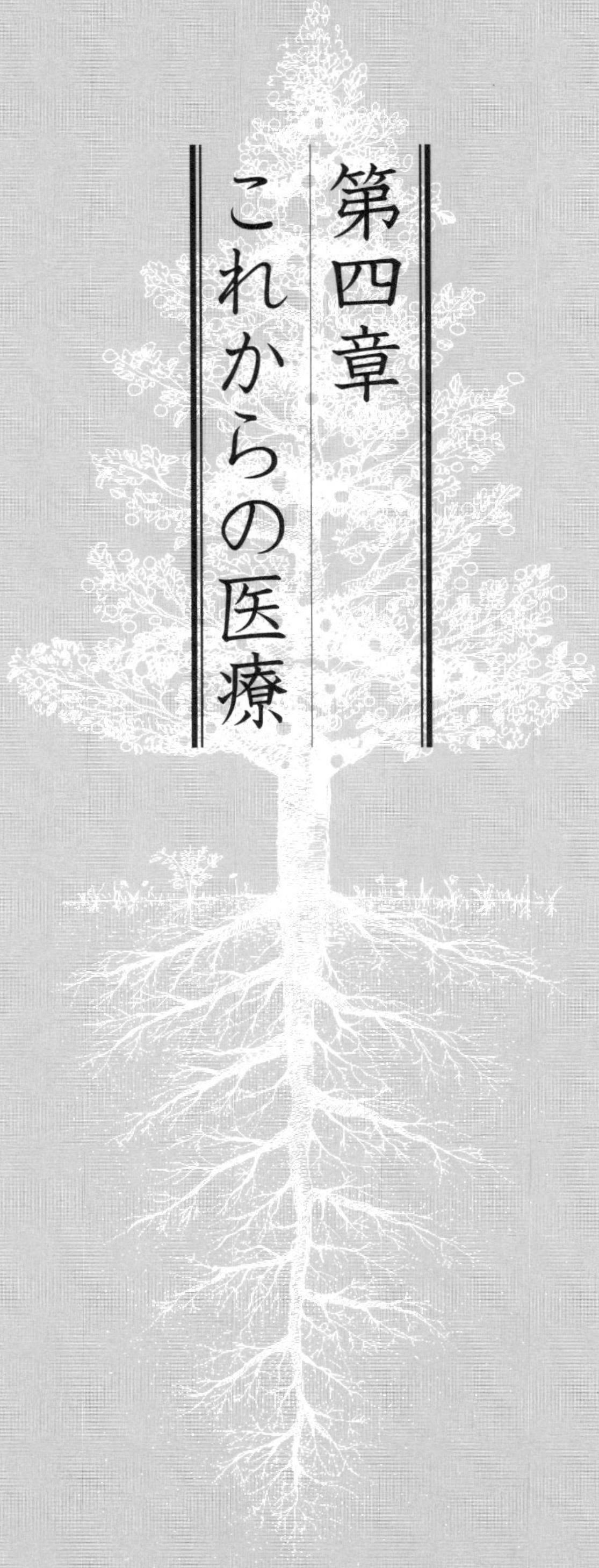

第四章
これからの医療

一　医師とは、医療とは

借金の処方

「借金で眠れません」という悩みの患者さんが来院されたとします。あなたが医師なら、どのような医療をするべきだと考えますか？　あなたが患者さんなら、医師にはどの治療を求めますか？

①睡眠薬を処方する
②話し相手になる
③借金を肩代わりする
④そのほかの治療

いまの医療は「まず検査」

私はかつて、医師免許を持ってはいるものの、医師として「私でなければ」という仕事をしていると思えず、そのことを悩んでいた時期がありました。患者さんにとっては、ただ私の「免許」が必要なのだ、「私」自身は必要ではないのだと……。

あるとき、院長室の電話が鳴りました。「風邪薬をください、と患者さんがきています」という看護師からの連絡です。「風邪」と診断がついているのなら、もはや診察はいりません。診察しようとしたら「薬だけでいい」と患者さんに拒否されます。それでは、この患者さんに私は医師として何をなすべきなのでしょうか。

頭が痛いという患者さんにたいして現在の医学は、ＣＴ検査やＭＲＩ検査…と、まず、検査。骨折の患者さんにたいし、レントゲンを撮らずに診断する、ということは、まず、ありません。さまざまな病気にたいする血液検査も同じです。「検査不必要」と診断することや「検査をしなくても診断ができる」という医師の能力は、病院経営のうえで、むしろ不利になる医療制度なのです。つまり、検査をすればするほど儲かる現在の医療では、「悪い病気が潜んでいるかも？」と過剰に疑うことがお金につながるのです。

大きな病院ではなおさらです。診察まえに一定の検査をセットでおこなうのが常識化しています。まず医師が診察をして、そのあと、必要な検査をえらんでする、というのが当然ではないですか？医師の診断より検査機器の方が価値をもつこのような医療に、私は疑問をもっています。

むかしは「どこそこの先生はよい先生だ、診察が正しい」と評判になっていたものですが、ちかごろは「どこそこの病院にはどのような高い検査機械がある」といったことが、病院を評価する基準のひとつになってきています。あるいはせいぜい、「どこの先生は優しい」「いつでも診察してくれる」「よく検査をしてくれる」などの基準で、医師の評価を決めているのです。ここでも医師の存在価値は薄れているということがいえます。

医師より優秀な人たち

それでは、検査技師、レントゲン技師、看護師、薬剤師、介護福祉士などの医療従事者と私たち医師の違いは、いったい何なのでしょうか？

技師を例にとってみましょう。血液検査、レントゲン、ＣＴ、ＭＲＩの解読などにおいて、恥ずかしいことに私たち医師よりも検査技師、レントゲン技師の方々のほうが数段うえです。彼らは、毎日、それらをあつかう専門家なのですから。現在は、技術の進歩により新しい検査法がつぎつぎに開発されますが、彼らは、当然それにもくわしいのです。以前、検査技師の友人が、検査データのみで別の友人の死期をいいあて、その解読力の正確さに、私は驚愕した覚えがあります。これは、検査技師だけに当てはまることではありません。

医学の価値・医の哲学

現在、抗癌剤を使用する際に「癌細胞が死ぬか、人間が死ぬか」を競っています。医療が、人生が永遠に生きることを目的としているからです。しかし、命には限りがあるという考えのもとに、「どのように生きるか」に焦点をあてて、生活の質を求める医療があってもよいのではないでしょうか？

最初に述べた「借金で眠れない患者」に、睡眠薬を投与するのが医療なら、話をきいて心を癒す友人の行為も医療と呼べないのか？　お金を与えて借金を返済させるのは副作用もない最高の治療か？？　医師はどのような医療をすべきなのか？？？　疑問だらけです。

このように、現在は医師の医学にたいする価値観、医師という職業そのものにたいする価値観、患者さんの医師にたいする価値観、医学そのものにたいする価値観など、医学を巡るさまざまな価値観が混沌としているように感じます。

京都大学名誉教授の井村裕夫先生は、つぎのように述べていらっしゃいます。

「科学としての医学が進み、診断、治療ともに格段に正確さを増したにもかかわらず、医学への不信がますます高まっていくのは何故であろうか。それは恐らく、現代医学が無視してきたもの、あるいは失ってしまったものに原因があるように思われる。それが何かを問うこと、それが現在の

『医の哲学』（よい医学とは何かを問い求めること）の命題であろう」[1]

二　東洋医学の重要性

東洋医学こそ医師のなすべき仕事だ

私は、二〇〇二年のある日、「植物の根と人間の腸が同じ役割をしている」「植木職人は、花が病気になったら根（土）に向かう」ということから、「患者さんの腸（腹）に向かって医療をするのが真の医師の仕事なのだ」ということを思いつき、これがいままで考え続けた疑問にたいする答えであるという確信を持ちました。

しかし、この「医師がなすべき仕事」の答えが、まさか二千年も前に出されているとは思ってもみませんでした。

じつは、三千年ほど前の中国では対症療法が隆盛をきわめていました。そののち、七百～八百年の時間をかけ、対症療法だけにたよった医学は不都合をおこすことがあると指摘され、医師は対証療法を主体とするべきだと説かれました。それが、〝医の哲学書〟といわれる『黄帝内経（こうていだいけい）』で、二千年の間「医のバイブル」とされてきました。中国ではこの流れは、いまでも東洋医学が人々の生活に密接にかかわっています。[2]

私たちは、この中国の三千年の歴史に習い、対証療法をおこなう必要性、その重要性を再認識すべきであると思いました。

何科がいいかわからない

近頃、総合診療科をかかげる病院が増えています。これは、なんとなく体調がよくない、全身の調子が悪い、という患者さんが増えていること、そんなとき何科にいけばいいのかわからないこと、各科の専門家は、他分野の知識がとぼしく、診断のミス、遅れなどがおこることが原因であると考えられます。

それだけ、患者さんを総合的に診察することのできる医師が必要とされているといえるでしょう。このようなときこそ、患者さんの病気の「根」を診る東洋医学が必要なのだと私は思います。

「根」の異変にきづき、未病を防ぐ

いまの医療は、症状があらわれた病気にたいする医療です。最近は、病気をいかに予防するか、未病のうちにどう手を打つか、ということで、「予防医学」ということばをよく耳にするようになりました。これらは、「花」の異常を見つけようとしているだけです。西洋医学では、いままさに検診ブームといえます。いかに「花」の異変を早く見つけるかを追い求め、そのために、血液検査、CT、MRIなどのさまざまな検査が行われています。

じつは、「花」に致命的なことがおこるまえに、「根」にはもっと早く異変がおこっているのです。私は、検診を否定するわけではありません。もちろん必要なことだと思います。ただ、「根」の異変を診察する医学、つまり東洋医学の大切さも知っていただきたいのです。病気になるまえ、つまり未病の状態を診断し、治療できるのが東洋医学なのです。火事もボヤのうちに消すことも大事ですが、火のとりあつかいに注意することが、より大事であると思います。

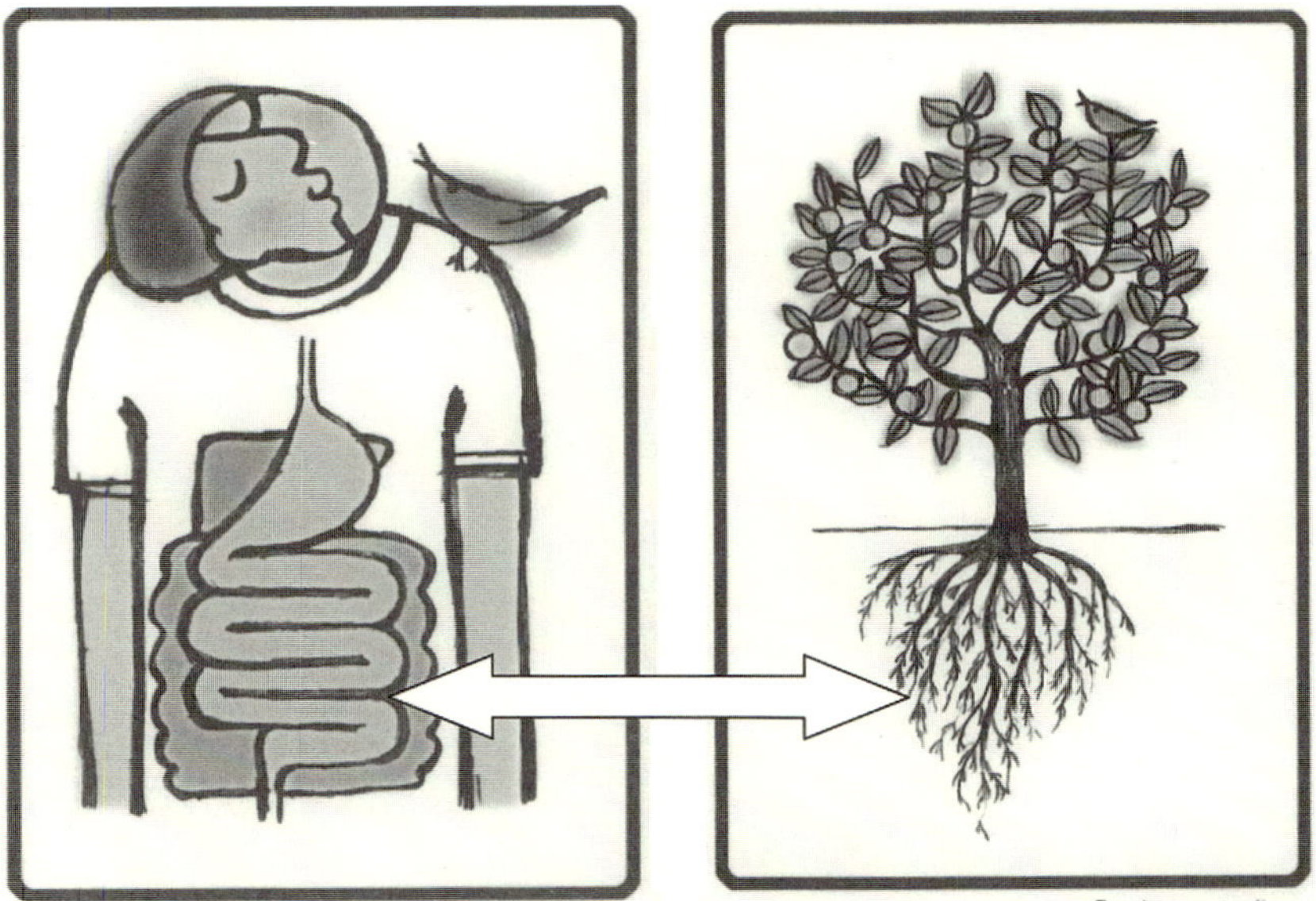

©yoisora studio

西洋医学も東洋医学も必要である

科学技術の進歩をともなって大発展をとげた西洋医学は、絶対に必要な医学です。しかし、西洋医学の治療を受けてもなかなか治らない患者さんや、病気の原因さえもわからない患者さんがたくさんいらっしゃるのも事実です。

患者さんの病気にたち向かうためには西洋医学だけでは不十分で、「腸管」に向かう医療、病気の根本に立ち向かう東洋医学も、絶対に必要なのです。

私はもともと外科医だったこともあり、けっして西洋医学を批判する立場ではありません。ただ、西洋医学、東洋医学それぞれに、得意、不得意があることを知っていただきたいのです。

西洋医学は、科学とともに発達してきました。そのため、人間の体を臓器別に、さらに、その臓器のなかでも疾患別に、さらに、その疾患のなかでも疾患の型別に…というふうに分類して、それぞれを深く研究するのです。その結果、西洋医学の医師は、自分の専門分野にかんしては、まわりに引けをとらないエキスパートであるといえます。

ここに、大きな落とし穴があります。彼らは自分の専門分野以外のことを驚くほど知りません。つまり、患者さんをひとりの人間としてとらえられない、という欠点があるのです。

いっぽう、東洋医学には医師の主観が入りやすい、という欠点があります。そのため、権威のある人の意見に流されるということも考えられます。誰々先生のいうことだから正しいのだ、などということが認められれば、非常に恐ろしいことです。ここにやはり、東洋医学のあいまいさがあります。

これからは、東洋医学と西洋医学のよい部分と悪い部分を理解したうえで、両者を結びつけた医療を行うことが必要になります。

腸で結びついたふたつの医学

具体的にはどのように結びつければよいのでしょうか？　私は、その答えの鍵を握っているのは、「小腸」であると考えます。

西洋医学においても、近年急速に「腸」の研究が進み、そのたいせつさがしだいにわかってきています。新聞広告では、さかんに「腸を治せば、癌が治る」「成人病が治る」「免疫が高まる」「腸は第二の脳だ」などと記載されています。

しかしながら、西洋医学においては「腸」にたいする薬や特別な治療方法がないというのが現状です。西洋医学の有名な先生方も、「腸の状態を、ひとふりですべてを解決する魔法の杖はない」

と述べていらっしゃいます。[3] 私自身、今回、これまでにもご紹介してきたように、基礎医学ですばらしい研究がなされているにもかかわらず、それらが、臨床に生かされてこなかったことに驚きました。これは、あまりにも医学の知識が細分化され、マクロに検討されることがなかったということだと思います。

東洋医学は、それが「腸を整える薬」であるとは気づかずに、三千年の歴史をかけて漢方薬を開発し続けてきました（もちろん漢方薬すべてが腸に向かう薬というわけではありませんが）。

西洋医学は、診断や研究という面で、「腸」に向かってきていました。東洋医学は、治療という面で、「腸」に向かっていました。このように、私は、このように「小腸」において、東洋医学と西洋医学が同じ目的をもつ医学となってきていると思います。つまり、「小腸」が両者をつなげる役割を果たそうとしているのではないでしょうか？

MEMO⑦　2つの医療

時計の音が気になって眠れない、という患者さんが、時計をはずしたら、こんどは音がなくて不気味で眠れなかった、という話があります。現代の西洋医学はあまりにも病因ばかりを追い求め、それを悪者あつかいする傾向にあります。本当の問題はどこにあるのでしょうか。

病因探し、病因の退治の西洋医学と個人の体質、体調の乱れを根っこから治す東洋医学。この二つの結びついた医療が必要です。

三　東洋医学で治療成績を上げるには

私をたよってきてくださる患者さんが、短期間のうちにみんなよくなればいいなと思うのですが、そう簡単にはいかないのが現状です。私自身の経験も増え、少しずつ治癒率は上昇しているにせよ、あれやこれやと治療方針を試行錯誤の毎日です。患者さんの目が「まだ治らないのですか」と訴えているのを感じることもしばしばです。

では、東洋医学で治療成績を上げるには、何が必要なのでしょうか。私は、つぎの三つが重要だと考えています。

① 医師が、患者さんの状態を見抜く洞察力を持つこと

・病巣が体の表面（表）、小腸（裏）、あるいはその中間の胃や食道や肺（半表半裏）のどこが病んでいるのか。

・水の異常、血のサラサラ度（血の道）の異常、温度の異常、心理的要素ではどのような異常で、それぞれどれほどなのか。

・患者さんは体質が充実している（実証）のか、あるいは弱った状態（虚証）なのか。

② 医師は、使用する漢方薬を熟知すること

漢方薬の名称はたいへんむずかしい漢字で構成されており、書くのも読むのもむずかしいものです。まして、それぞれの生薬の成分を熟知することは至難の業です。そしてさらに、それらの成分の作用（水分の処理、血の道の処理、温度調節、心理的調節）と、その作用を温めながら行うのか、冷やしながら行うのか（寒熱の分類）、を習得していかなければなりません。西洋医学と異なり、薬の選び方や量の調節が複雑なのです。

①②はともに非常にむずかしく、これらを習得しながら患者さんの治療に成功するためには、あれやこれやとさまざまな治療を試みる必要があります。私自身も漢方を習得する際、これらを完全に習得した先生が近くにいて、教えていただけたらと、よく思ったものです。

③ 患者さんやその御家族の、治療に対する協力

さきほども触れたように、東洋医療を受診される患者さんは、西洋医学の多くの薬を併用していることが多いのです。通常それらの薬の影響がなくなるまでには三〜六ヵ月ほどの期間がかかります。またとくに、小腸が傷ついたような状態では、さらに長い回復期間を要します。その間、はっきりした効果が得られないままに東洋医学に基づいた治療を続けることになるので、患者さんやその御家族の忍耐強い協力が必要になるのです。そして、何度ももうしあげますように、患者さんや御家族の十分な協力を得るためにも、東洋医学がどのような医学であるか、しっかりとした医学理論が必要なのです。しっかりとした医学理論があれば、まわりの反応が変わるはずです。実際、私の場合、患者さんや御家族の協力が得られやすくなり、若手の医師が積極的に勉強をはじめました。医学部の学生さ

んが、私の所に話を聞きに来るようにもなりました。

私のように独学で東洋医学をはじめた者には、この三つすべてがなかったのですから、治療に成功するなんて本当に考えられないような状態でした。

四　これから東洋医学を学ぼうとする医師へ

日本の東洋医学界の重鎮・大塚敬節先生の『漢方医学』という書物の「漢方医学を研究せんとする人のために」の一項には書かれている文章を紹介したいと思います[4]。

(1)　志を立てること

たいへん古めかしい言葉で恐縮だが、まず漢方医学を研究しようとする志を立てることから始まる。志の立て方が厚くて真剣であれば、研究の道はおのずから開け、そのテンポも速いが、ちょっとした好奇心で漢方の世界を覗いてみようという態度であれば、十年やっても二十年やっても、この深くて広い漢方を自分の物にする事はむつかしい。

(2)　白紙に返して漢方と取り組め

漢方医学を研究する場合に、初めから近代西洋医学の立場で批判しながら研究したのでは、漢方を正しく理解する事はむつかしい。漢方がいちおう自分のものになるまで、白紙に返してこの医学と取り組むことが必要である。近代医学の立場で批判するのは、漢方が自分のものになってから後のことである。

(3) 散木（さんぼく）になるな

散木というのは、中心になる幹がなくて、薪（まき）にしかならない小木の集まりのことである。漢方の世界は広いから、研究の方法を誤ると薪にしかならない散木のようなものになってしまう恐れがある。まず一本の幹になるものを選んで、これをものにするまでは、あれこれと心を動かさないことが必要である。幹が亭々（ていてい）と空にそびえるようになれば、枝、葉は自然と出てくる。病気を治療する方法はいろいろあり、それを巧みに応用して病気を治すということは結構なことであるが、中心になるものがなくて、「あれもよし、これもよし」と、乞食袋（原文のママ）のようなものになってしまう人がいる。

そこで、まず中心なるものを選ばなければならない。それにはどうすればよいか。

(4) 師匠につくこと

漢方のような伝統のある学術の研究にあっては、師匠について伝統を身につけることが必要である。それは、まず師匠の模倣から始まる。初めから伝統を無視した自己流では、天才は別として、普通の場合は問題とするに足りない。まず、しっかりとした伝統を身につけた上で、さらにその殻を破って、自分で自分の道を切り開いて進むのがよい。師匠を乗り超えて進むだけの気概がなければならない。

ところで現在の日本では、師匠につきたくても、師匠を得ることはむつかしい。また師匠はあっても、いろいろの事情で制約を受けて、師匠につくことは容易ではない。このような人た

ちは、漢方の研究会や講習会に出るとよい。（以下略）

(5) 読むべき書物

漢方医学の根幹になるものは『傷寒論』と『金匱要略』であるから、漢方の研究は、これらの古典に始まって、これらの古典に終るといってもよいほどである。しかし、これらの古典は難解で、これをマスターすることは容易ではない。そこで、まず現代人の書いたものから読み始め、だんだんに古いものにさかのぼって読むようにするとよい。

このなかで一番苦労するのが(4)の「師匠につくこと」ではないでしょうか。私も、東洋医学をはじめ、暗中模索を繰り返しているころ、師匠を求めて上京しましたが、ものの見事に断られたことがありました。

明治時代、ドイツ人医師のホフマンとミューラーが「東洋医学は技を他人に教えない秘密主義的な要素がある」として、日本政府に東洋医学を医学として認めるな、と進言したそうです。このように、東洋医学界は、閉鎖的な部分があったようです。

いま考えますと、これは、自分の知識や技術を教えて患者さんを取られる恐怖感のだけのためではなかったような気がします。しっかりした医学理論がないために、経験と勘だけでは後輩に教えようがなかったのかもしれません。

私も、「考根論」を思いつくまでは人に教えることに自信がありませんでした。

(5)のように書物を読んだり、講義を受けたりして漢方の専門用語の意味を学習することはもちろんたいせつですが、東洋医学は、なんといってもとにかく臨床です。実際に患者さんの体の状態を五感で感じ取ることで、漢方医学を少しずつ理解していってほしいと思います。現在の日本の誤った漢方医学にたいする考え方を全面的に改善するために一番たいせつなのは、「東洋医学がどのような医学であるか」、その理論から真摯（しんし）に学び直すことであると私は考えます。

〈注〉

1　「医の哲学」井村裕夫筆　PHYSICIANS' THERAPY MANUAL（PTM Vol.9 13(3) APR. 1998）より、傍線部分は、著者による

2　『漢方　日本人の誤解と解く』（劉大器著　一九九七年　講談社）第二章　漢方はわかりやすい。簡潔、明瞭である　p68～p72

3　「外科治療」―術後多臓器不全の予防と治療―深柄和彦、齊藤英昭、平出星夫　著、2003.6 Vol.88 No6　永井書店発行

4　新装版『漢方医学』（大塚敬節著　二〇〇四年　創元社）漢方医学を研究せんとする人のために　p257～p259

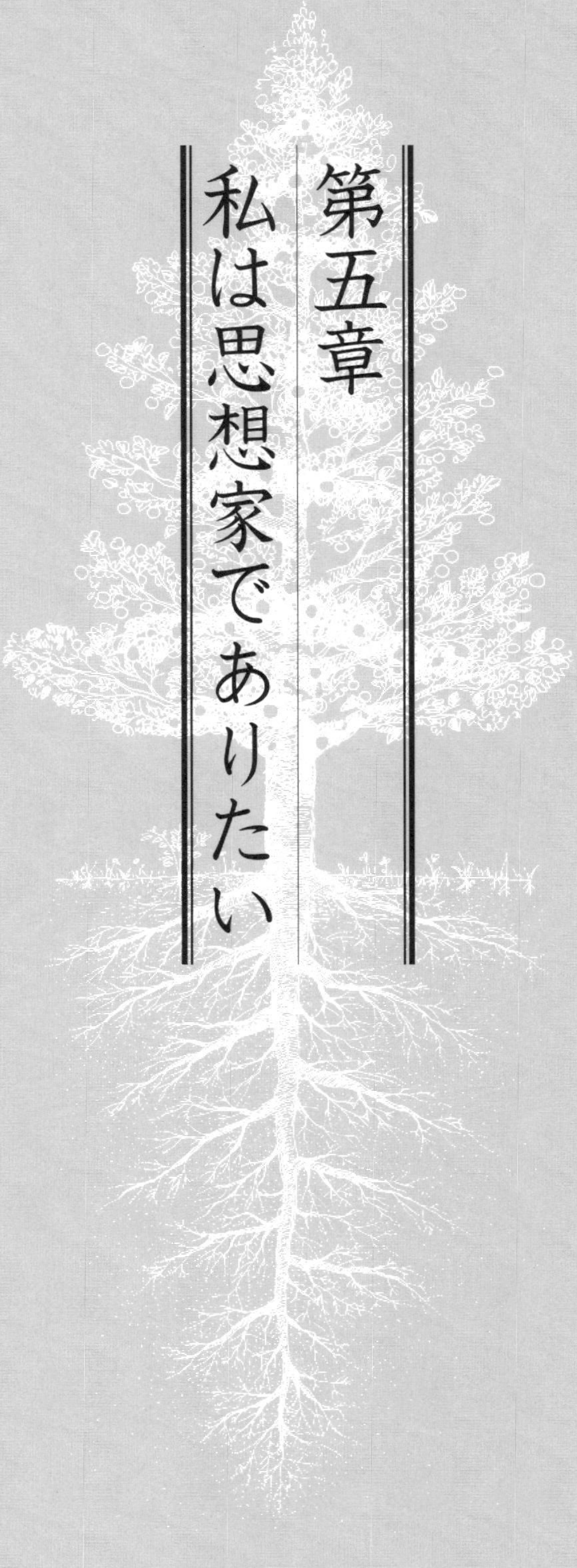

第五章 私は思想家でありたい

一　治療家であるより、思想家でありたい

「すべからく哲人であれ」の教え

劉大器先生の『漢方　日本人の誤解を解く』という本は、寒熱の重要性を指し示してくれたということで、私に大きな影響を与えてくれました。しかし、もっと私にインパクトを与えたのは、この本の最後の一ページでした。

《中国医学の歴史上、「傷寒論」を著した張仲景、金元四大学派を開いた劉完素、張従正、李東垣、朱震亨、また本草学の分野で偉業を成した李時珍、温病学を発展させ、診断法を確立した葉桂、瘀血学説を唱え王清任などは、みな医師として人間としてすばらしい偉大な存在です。

これらの人は、治療家というより偉大な思想家です。臨床家でありながら、哲学的に医療を分析し、前の時代の理論を否定して新しい理論を作ってきました。つまり、同時代のなかで、考え方が抜きんでて素晴らしかったのです。

一人の敏腕な医師は、何万人という同時代の患者を救えるかもしれません。しかし、思想家は、後世の何百万、何千万という人を救えるのです》

《今の行き詰まった医療は、検査技術の改善や新薬・特効薬の開発によって解決されるもの

ではありません。斬新な思想のひらめきが求められているのです。医師は自分を治療の「技術者」だと考えてはいけません。すべからく哲人でなければならないのです》

現在、私の医院に、医師は私ひとりしかいませんが、多いときで一日百人以上の患者さんが訪れます。そのなかには、心身ともに病んで疲れ果てた患者さんが多くふくまれます。癌の末期の患者さんもいらっしゃいます。そのような患者さんの苦しむ姿を目にすると、是が非でも救いたい、という気持ちになります。なかなか治らない患者さんの治療方法にたいしては、処方は正しかっただろうか、もっといい選択はないか、などと夜中に考えるのがしばしばです。

治療家にむかない「私」？

しかし、患者さんひとりひとりに正面から向き合い、昼夜問わず治療を悩むような生活は、神経をすり減らし、疲労困憊（こんぱい）になります。医師という仕事は、格好のよいものではありません。

しかも、本来、私は人と接するのがあまり得意ではありません。人と会っていると疲れてしまうこともあります。「嘘も方便」とはいいますが、不器用な私は、これをうまく使いこなすことができません。正直に本音をいったばっかりに、相手に嫌われたことは多々あります。

このような性格ですから、正直なところ、私は治療家には向いていないと思っていました。どちらかというと、人を相手にしない「研究」の方が自分に合っているのではないかとも思ったものでしたが、そのような心のもやもやは、さきほどの劉先生の文章にであってから嘘のように吹き飛びました。

私は、医師としての歓びは、患者さんの命を救うこと、病気を治すことだけであると考えていました。しかし、もうひとつの歓びがあったのです。それは、世のため人のために役立つようなことを「発見」することです。よい医学理論を打ち立てたら、何億人もの患者さんを救えるかもしれないのです。現に、これまでの歴史を振り返ってみても、歴史に名を残しているのは、腕のいい医師ではありません。病気の原因を発見したり、新しい治療法を見つけ出したり、新たな理論を生み出した人々なのです。

人々を救う理論を生み出した喜び

劉大器先生の本の最後の一ページは、私の残り少ない人生に示唆をあたえてくださいました。

そこで、四十年近く治療家としてがんばった自分をお疲れ様とねぎらい、これからは「思想家」として、私の東洋医学考、考根論を多くの人に伝えていきたい、そう思うようになりました（とはいっても、私をたよって患者さんが来てくださる限りは診療をやめるわけにはいかないのですが…）。野球でもプレーに向く人と、作戦をたてたり人材を発掘したり、裏方にむく人がいるし、優秀な選手が優秀な指導者であるとはかぎりません。そういう意味で、私は、「治療家」であるより、「思想家」であることがむいているのではないかとおもいます。

思想家としてのスタート

ですから、多くの患者さん、医師、これから医師を志す学生たちがこの医学理論を知り、東洋医学を学んで医療に役立ててくれることを願ってやみません。考根論にはそれだけの価値がある、と自負しています。

MEMO⑧　裏　道

株の世界では「人の行く　裏に　道あり　花の道」という有名な諺があります。これは大勢の人が夢中になっている場所以外のところに、宝の山がある、という意味です。

これをヒントに、「人の行く　裏の　道行く　変わり者」という、自分を表しているような言葉を思いつきました。

小泉首相も「変わり者」と新聞でときどき書かれているようです。しかし、この「変わり者」が時代を変えることが、しばしばあることも事実です。彼が真の政治家であるかどうかは、時間がたってから歴史が証明してくれるかもしれません。

二　ものごとの根本を見つめる「考根論」

体の根っこを整えるという意味の「考根論」は、教育でも政治でも経済でも、ほかのいろいろな分野にも存在するはずです。医学にかぎらず、どのような学問においても、ものごとの根本を見つめることは、もっとも重要であるからです。ここでは、将来、さらに充実した理論となることを願って、教育と経済の「考根論」のさわりを紹介します。

教育の考根論

教育の「考根論」としては、中国の「論語」が大きなヒントを与えてくれるのではないでしょうか。[1]孔子の言葉をまとめたといわれる「論語」は「仁義礼知信」の五つの考えが基本になっています。「仁」は、儒教で説く最高の徳で、いたわりや思いやりの心をもつこと、「義」は、人として行うべき正しい道を歩むこと、「礼」は、礼儀や感謝の心をもつこと、「知」は、物事の本質を知ること、「信」は、誠実であること。これらは、人として、あたりまえのことばかりかもしれません。しかし、いまの教育は、知識を吸収することの「知」に偏っています。「論語」はこれにたいする警告を発しているような気がします。人間教育の根っこに必要なのは、「仁義礼知信」の教えであり、これらを理解することが、教育の根っこに、新鮮な空気を送りこむことになり、健全な人づくりをすることが可能だということになるのではないでしょうか？

経済の考根論

経済の「考根論」としては「近江商人の家訓」がひとつのヒントになるのではないでしょうか。

公家社会、武家社会で倫理や一族の結束を説く家訓を定めています。商家でも、事業に成功した老年者が、家名と家業の継続と繁栄を願い、自分の商業活動の体験や苦労をもとに、人生でつちかった教訓を加えて子孫や店中に与えた訓戒の文章として家訓をつくっています。こうした家訓は、いずれも勤勉・倹約・正直・堅実・寛容といった内容を重視しています。現在おきているさまざまな金融破綻などの問題も、その根源、病気の原因は、それぞれに違うでしょうし、解決策はひとつではないはずです。また、そうなるまえに、そうならないように、日ごろの心構えなども重要だと思われます。そういったことへの教訓が、家訓には盛り込まれているとおもいます。

近江商人は、近江国（現在の滋賀県）を拠点に、京都・大阪・江戸などで、広域の商いをしていた人たちですが、彼らが伝える有名な家訓として

〈しまつして、きばる〉合理的でもある「しまつ（節約）」と、苦労は買ってでる「きばり」の精神。いわゆる「先義後利」も、こうした精神から生まれたものでしょうか。

〈三方よし〉「売手によし、買手によし、世間よし」という、自分たちの経済活動が世の中全体のバランスを生み出すよう、心得よというものでしょう。これは経済のみでなく、現代なら、人権問題・環境問題などへの配慮も必要であることを暗示しています。

〈奢者必不久〉「奢（おご）れる者かならず久しからず」は、粗末な住まいに、粗末な着物、粗食と質素倹約につとめた豪商の遺訓だとか。

これらは、商売の世界も健全な「根」を育成されなければ、成り立っていかないことを、商売に成功した近江商人たちが、子孫に残した言葉であり、それは、よりよき未来を作っていくための現代への警告でもあるように思えます。

変わり者を育てよう！

私は、知識には「過去の知識」「現在の知識」「未来の知識」があると考えています。しかし、いまの日本は、教育も経済も「過去の知識」の吸収に偏（かたよ）りすぎ、成長という意味で、停滞してしまっているのではないでしょうか？「現在の知識」は、たしかにいま現在、躍動しているもので、スポーツ、ファッション、芸能、グルメ、旅行…人を楽しませ、和みを与え、魅力があります。しかし、それは現在のもの。人間が成長するために

は、「未来の知識」を創造することが必要です。植物が四方に根を伸ばし、栄養や水分を吸収するように、人は、先へ先へ、想像力の根を伸ばして、成長しなければならないのです。しかし、それができる人々は、「変わり者」といわれることが多いようです（「考根論」の発案者である私自身も、その「変わり者」のひとりといわれます）。誰もができることではないからです。

これまで、政治経済すべてにおいて、トップが采配をまちがい、「未来の知識」をもった正しい「処方」ができる人材の芽をつんだり、根を診ず、見当違いの「処方」による「改善」がたくさん行われてきました。

このままでは日本の未来はないかもしれません。

私は、体の「考根論」をこの本で論じていますが、これからの日本のために、教育、経済、政治の「考根論」を論じる人々が現れてくれることを願って、この「章」をくりたいと思います。

〈注〉

1　ＰＨＰ文庫『論語に親しむ』（今泉正顕　著　二〇〇一年　ＰＨＰ研究所）

附章

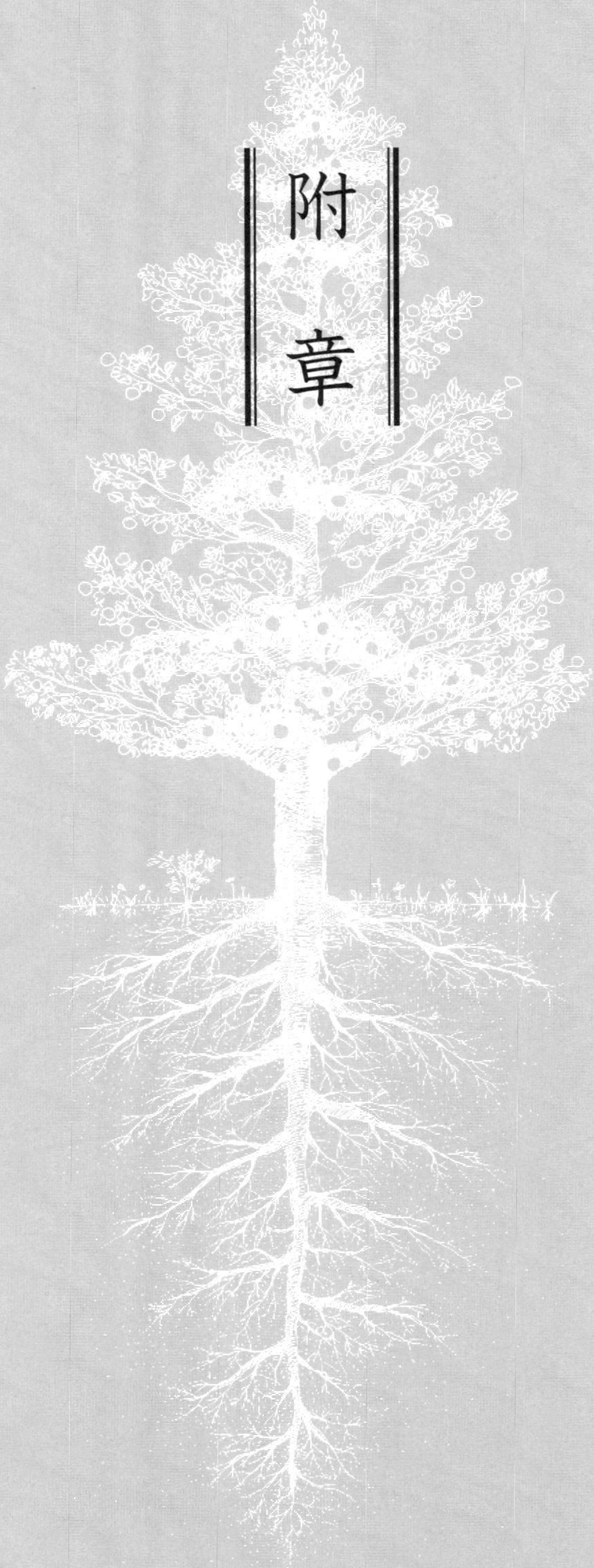

一　自験例

下痢と便秘をくりかえし、風邪をひきやすい虚弱体質

田中　保郎（昭和十七年生まれ、六十三歳、百六十三センチ　六十二キロ）

私は元来、下痢気味の体質でしたが、五年ほど前から便秘しやすくなりました。桃核承気湯、大承気湯、大黄牡丹皮湯、桂枝加芍薬大黄湯、潤腸湯、調胃承気湯、そのほか大黄をふくんだ漢方薬や大黄単独などを服用しましたが、これらをもちいると、排便時、最後は下痢状になりました。

これは、お腹が冷えているためであると考え、腸を温める当帰芍薬散、当帰建中湯、桂枝茯苓丸、加味逍遙散、折衝飲を使用しましたが、やはり排便がうまくいきませんでした。結局、最後はお腹を冷やす働きのある大黄の入った漢方薬を使用しなくてはならなくなりました。

そのほかにも、手足の発汗がひどく、顔はほてり、精神はたいへんいらいらした状態でしたので、竜胆瀉肝湯を常用していました。七物降下湯や桂枝加竜骨牡蠣湯もしばしば使用しました。

また、十年ほど前から右肘と左胸鎖関節が腫れ、リュウマチとの診断を受けました。針を多く打ったあとや、柿や乾し柿（寒性食品）を食べたあとは右肘の痛みが三日ほど続きました。このときは、大防風湯と防已黄耆湯を使用しましたが、効果はありませんでした。さらに、登山中に足がつったり、

背伸びをしたときに背中がつることがありました。

風邪は、もともと年に二～三回かかり、たいていは柴胡剤（小柴胡湯、柴胡桂枝湯、柴胡桂枝乾姜湯、柴陥湯）が効きました。二〇〇三年の暮れに風邪をひいた際は、桂姜棗草黄辛附湯がよく効きました。

二〇〇四年三月の「メディカル朝日」で「考根論」を発表して以来、外来患者の数が多くなり、また講演会も増え、多忙となりました。

そして四月頃より、趣味のゴルフをしている最中に、冷たい飲料水や温かいコーヒーを飲むと、体がきつく、動悸を感じるようになりました。顔はほてり、風呂に長く入るとのぼせて動悸を覚えました。さらに、六月初旬から食事の味がしなくなり、何を食べてもパサパサしているように感じました。

インフルエンザで死を意識、模索する処法

六月末に島根県の松江で講演したのですが、帰る道中から咳が出始め、寒気も感じるようになりました。このときは、桂姜棗草黄辛附湯で一時的に症状が改善しました。しかし、この数日後にゴルフをした際、寒気と喘息のような咳がではじめましたので、柴胡桂枝湯を使用しました。また、就寝時に寝汗が出たので、半表半裏の病状であると判断し、補中益気湯を使用しました。これで倦怠感は一時的に取れたのですが、翌日と翌々日に外来患者が多かったため、倦怠感が悪化し、脱汗状態となりました。梅干を口に含んでも唾液が出ませんでした（味覚異常）。メロンを一切れ食べただけで寒くて動けなくなりました（強い冷え）。精神も極度な不安状態でした（心身不安状

態)。竜胆瀉肝湯、七物降下湯、桃核承気湯を使用しても寒くて動けなくなりました。体温は三十七・五℃程度で、高いときは三十九℃まで上がりました。体重はわずか三日間で四キロも減りました(体重減少)。桂枝湯、真武湯を使用しましたが、症状は改善しませんでした。携帯電話で話をするだけで汗が噴出し、携帯電話に汗が飛び散りました。

あまりの倦怠感と、咳のひどさのため、「死」を覚悟しました。

この状態ではじめて、自分の病気が半表半裏をすぎて、完全に「裏」がインフルエンザにやられたことが理解できました。つまり、裏である小腸が冷え、「小腸が機能不全」になったのです。

そこで、「裏」である「小腸」を温める作用があり、寝汗にも効果があるといわれる人参養栄湯を使用してみました。服用後一時間ほどしたら、体が楽になりましたが、一時間ほどすると、またもとにもどってしまいました。

だいすきなちゃんぽんも…

一日に八回、人参養栄湯を服用すると、脱汗状態は取れました。

その後、人参養栄湯と真武湯を使用しましたが、体を冷やす物(大黄、ラード、寿司、貝柱など)が体に入ると、不安感にさいなまれ、たとえようのない虚脱状態(パニック状態)におちいりました。また、すぐ横になりたくなりました。いっぽう、ちゃんぽんを食べると体から汗が噴出しました。しかし、少しずつ体が楽になっていくように感じたので人参養栄湯を継続して服用しました。

十月になって、人参養栄湯を飲むと頭がのぼせ、首がこわばるようになりました。これは、朝鮮人参の典型的な副作用です。そこで、別の「裏」を温める漢方薬である当帰芍薬散に変えました。そこで、人参養栄当帰芍薬散を飲みはじめて一週間後、くしゃみ、鼻水がでるようになりました。そこで、人参養栄湯を再度使用してみましたが、こんどは効果がありませんでした。

つぎに、「表」の風邪で汗が出る状態に使用する漢方薬である桂枝湯を使用しました。すると、心の状態も落ち着き、調子がよくなってきました。桂枝湯を使用して一週間ほどすると、ちゃんぽんを食べても顔に軽く汗が出るくらいに回復しました。

現在は、人参養栄湯と桂枝湯を一日に一回使用しています。

人参養栄湯の作用を桂枝湯で弱め、また、桂枝湯で発汗を抑えるためです。折衝飲を増量（当帰芍薬散と、桂枝茯苓がん丸を、ふつうは半分ずつを一服ずつ）朝と夕に使用し、排便も快調になっています。

分析〈三つ子の魂に障害、冷えていた腸管〉

私は二歳のときに父を亡くし、母は女手ひとつ、精神が不安定な状態で、私を育てたといいます。そのために、私の内臓の感覚神経は未成熟なままで、イライラしやすい性格になったのだと思います。私がいわゆる自閉症的性格で、他人との交流がうまくいかないのはこのためかもしれません。「三つ子の魂」の形成に障害があったのでしょう。竜胆瀉肝湯、七物降下湯、荊芥連翹湯などはそういった性格が変化することを期待して使用していました。

しかし、いまふりかえって考えてみると、「裏」である内臓が冷え、「表」である顔や心臓に熱が溜まりやすい体質であったのに、表だけに注目して冷たい食べ物を摂取していたことが、よけいに内臓を冷やす結果をもたらしていたのです。そして、その結果、内臓の感覚神経をさらにいらいらさせていたのでしょう。逆に、内臓を温める作用のある朝鮮人参や附子では、温めすぎによってのぼせや動悸がしたのでしょう。

風呂に長く入ると気分が悪くなっていたのも、「裏」が冷え、「表」がほてった状態だったので、風呂で「裏」が温まる前に「表」がさらに温まり、表裏の差がますます増えたためだったと考えられます。

また、便通にかんしては、おそらく、冷えを解消するためには大黄だけでなく当帰芍薬散を加える必要があったのだと思います。

さらに、リウマチの症状や体のこりも、すべてこの冷えとむくみによるものだったのでしょう。私の場合、大黄と竜胆瀉肝湯（りゅうたんしゃかんとう）を併用することで、体の深部の冷えを加速させたのだと思います。症状が回復したあとも、大黄を連用すると、体が冷え、気分が不安定な状態になります。大黄は、かなり内臓（小腸）を冷やすと考えられます。このように「裏」である小腸が冷やされたら、人参、附子、地黄、当帰などが必要になるようです。また、内臓の感覚感情神経のおおもとである「小腸」が病に犯された場合、回復するには三～六ヵ月かかるようです。

舌で味を感じる働きをしている細胞は、味雷（みらい）という基底顆粒細胞の一種で、この味蕾を支配しているのは小腸です。私自身も食べ物の味が変わり、パサパサ感じた時に「小腸に異変がおきている」と診察できればよかったのですが、その当時はこれが腸の異常であるとは気づきませんでした。この経験を活かして、その後、味覚異常の治療に二人成功しています。

補足　〈インフルエンザ脳症とインフルエンザ腸症〉

インフルエンザ脳症は、一般的にインフルエンザウイルスにより脳が炎症をおこしたもので三歳以下の乳幼児に多い、といわれています。原因としては、いくつかの説がとなえられていますが、まだくわしいことは不明なようです。

私が考えるインフルエンザ脳症は、体表面（表）には熱があるのに、体の深部の脳（裏）には冷えがある際、体表面のみに注目し、この熱を冷やすために解熱剤を使用すると、深部の脳がさらに冷えすぎて、脳が凍死した状態であると考えています。

そして、このことは脳だけでなく、同じように、裏である小腸にもおこりうると考えます。私の場合は、さいわいなことに解熱剤や点滴をしませんでしたので、「小腸が凍死」することがなく、助かったのだと考えられます。しかし、小腸に宿る「自我」が犯されたため、心は非常に不安定になり、パニック状態を呈しました。インフルエンザでの死亡は、「小腸の凍死」が原因であるものが多いのではないでしょうか。

私は、レジオネラ肺炎や新型肺炎での死亡例もこれと同様、表は熱があるが裏は冷えた状態のときに解熱剤や点滴を使用し、「小腸を冷やす治療」がなされたためではないかと考えています。

二　漢方薬の正しい飲み方

ここでは、漢方薬の飲み方について、私が患者さんからよく質問されるものを取り上げてみました。

漢方薬はお湯で飲む

漢方薬は基本的にお湯でしっかり溶いて飲みましょう。とくに、「〇〇湯」と呼ばれる漢方薬は、もともと生薬を煎じてその汁を飲んでいたものなので、一般的に処方される粉末状の漢方薬（エキス剤）は、お湯に溶いて本来の形に近づけたほうが、高い効果を得られると考えられます。しかし、漢方薬を飲んだ経験がある人はわかると思いますが、お箸の先やスプーンでかき混ぜても、なかなかお湯に溶けないものがあります。

そこで、私は茶道で用いる茶筅(ちゃせん)をヒントに竹で「薬筅(やくせん)」というものを手作りし、特許を取りました。よく溶けるだけでなく、「かわいらしい」と患者さんに好評です。せっかく漢方薬を飲むのなら、この薬筅を用いて良く溶かし、香りや味を十分に楽しみながら、最大限の薬効を引き出してほしいのです。

また、漢方薬は苦いからといって、オブラートに包んで飲みたいという方が、ときどきいらっしゃいます。しかし、これは、できることなら避けたほうがよいでしょう。第二章で述べたように、漢方薬は、口や胃、腸などの基底顆粒細胞に作用してその効果を発揮しているものがあると考えられます（もちろん腸で吸収されるものもあります）。したがって、漢方薬によっては、オブラートで

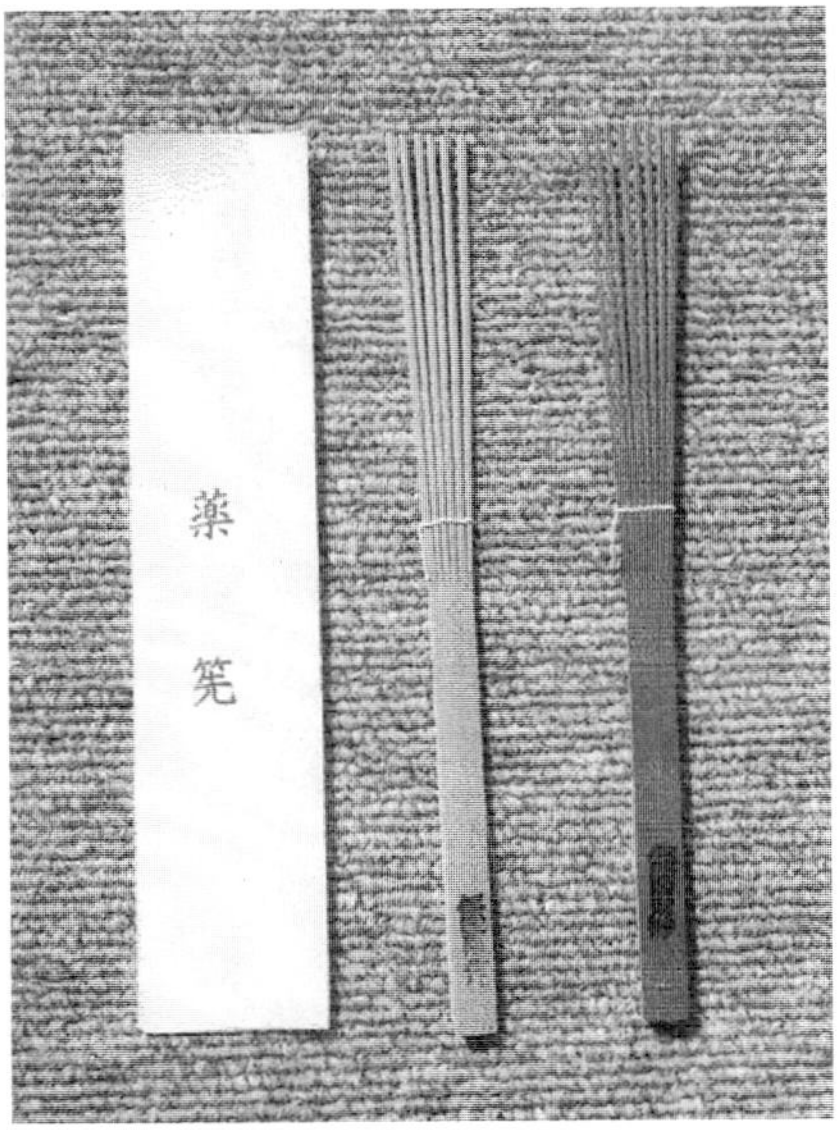

著者手製の薬筅（６本立と８本立）

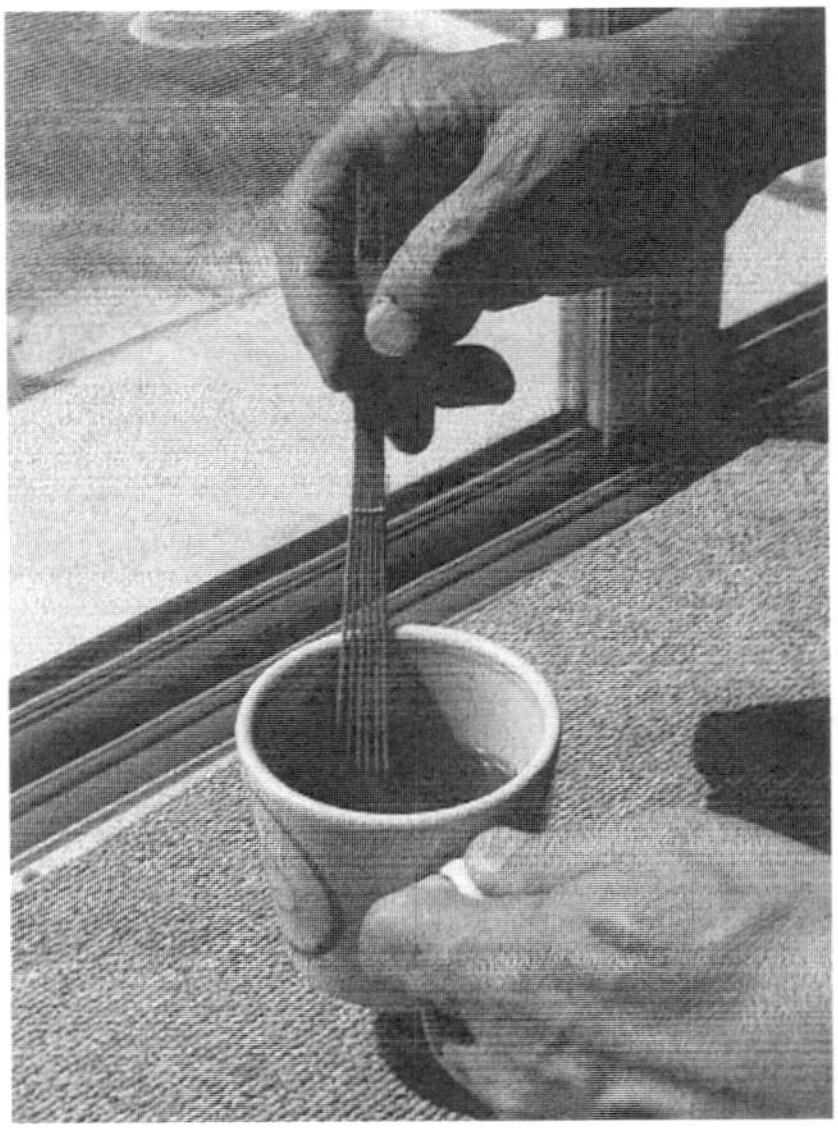

薬筅は、薬だけでなくココアなどを
飲むときもＯＫ！と多機能

包むと効果が減少したり、あるいはまったく効果が発揮されない恐れがあるのです。

漢方薬は空腹時に飲む

基本的に、漢方薬は、空腹時に飲むのが望ましいでしょう。これは、ほかの食べ物との相互作用が考えられるからです。たとえば、お茶で風邪薬を飲むと、川芎茶調散（せんきゅうちゃちょうさん）という薬の効果に似た、鼻づまりや血の道の薬になってしまい、期待している効果と別の効果がでてしまう可能性があります。このように、お茶の成分でも漢方薬の効果は変わってしまうのです。具体的に、どの食べ物と、どのような相互作用を引き起こすのかくわしいことはわかりませんが、気をつける必要があります。このような理由から、漢方薬本来の効果を期待するときは、お茶や清涼飲料水、牛乳で飲むのではなく、空腹時にお湯に溶かして飲むのがよいのです。

漢方薬は飲み方に工夫が必要

八味地黄丸という漢方薬は、腰痛や排尿に問題がある人に効きますが、これは胃を痛める可能性があるので、本来は蜂蜜や胡麻などで丸薬として、胃を通過するまで溶けず、腸で溶け、胃の障害を防ぐようにできています。症例として、「エキス」の八味地黄丸による胃の障害で腰痛がひどくなった患者さんに、「丸薬」の八味地黄丸を投与したら、足腰が温まり、症状が改善されました。

同じように、桂枝茯苓丸、牛車腎気丸なども、エキスより丸薬として使用したほうが胃腸障害が少なく、薬効が確実視されると考えられます。

黄連解毒湯と黄連解毒散、どちらも成分は同じで、黄連、黄芩、黄柏、山梔子からできあがっているのですが、飲み方が異なり、煎じて飲む黄連解毒湯は、口などの基底顆粒細胞に反応し、のぼせる人がいるので、のぼせがくる人には原材料を刻んだ散剤（粉薬）である黄連解毒散があります。エキス剤をお湯に溶かずに飲めばいいのですが、同じ薬剤でもこのように飲み方の違いで薬効がことなることがあるのです。

冷やして飲む漢方薬もある

温清飲は、四物湯と黄連解毒湯から成り立った漢方薬ですが、溶いて冷やして飲むようにできあがっていますので、アトピーの患者さんにお湯で溶いて飲ませたら、症状が逆に悪化することがあります。冷やして飲むこと、これを「飲」といいます。茯苓飲、参蘇飲なども同じです。なお、当帰飲子の「飲子」とは、煎じ薬を時間に問わず冷やして飲むことです。

半夏瀉心湯は、黄連、黄柏を含みますが、お湯で溶いて飲んだら、のぼせることがあり、エキスのまま飲んだらのぼせもなく、薬効が十分発揮できた症例が、ときどきみられます。

温経湯では、エキスを溶いて服用して、頭痛がなくなった患者さんが、いそがしくエキス剤のまま服用したら頭痛がおこり、ふたたびエキスを溶いて服用したら再び頭痛が改善した患者さんがいらっしゃいました。

立効散は、歯の痛みや口内炎、舌の痛みに効く漢方薬ですが、服用方法として、「ゆっくり口にふくんで」と使用方法を指示してあります。口の基底顆粒細胞にまず作用して、さらに吸収して2度作用することが考えられます。

五苓散、当帰芍薬散ともに、注腸（ちゅうちょう）（薬などの液体を、肛門から腸の中に入れること）で効果を得ることがあります。五苓散は嘔吐症の小児に注腸して使われることが多いですが、座薬にして使用されることもあります。当帰芍薬散を、お産後の精神不安と嘔吐を繰り返した患者さんに、二週間注腸して治したことがあります。

西洋医学でも、総合失調症（精神分裂病）に使用するリスパデールは、口に含んでいると安定剤や睡眠剤となるが、小腸で吸収して総合失調症の薬となることを、精神科の先生に教えていただきました。

このような漢方薬の飲み方も、本来は医師や薬剤師がきちんと勉強して、患者さんに最適な形で漢方薬を飲んでいただけるように努めなければならないのです。

「良薬は口に苦（にが）し」はウソ？

漢方薬というと、生薬だからまずい、苦いに違いない、と思っている方が多いでしょう。しかし、ふつう、漢方薬はその人に合わないものであればおいしく感じる、といわれています。たとえば呉茱萸湯（ごしゅゆとう）という漢方薬は、合わない人が飲めば、顔をしかめるほど苦いのですが、合う人は、これをおいしいといって飲みます。「良薬は口に苦し」とよくいいますが、漢方薬にかんしては、これは当てはまらないようですね（ただし、これにはもちろん例外もあります）。

第一章で、私たちの体の寒熱などの「証（しょう）（体質）」は、ときどき変化すると述べました。おもしろいことに、漢方の味の感じ方も変化します。これは、治療の経過にしたがってその人の「証」が変化するからなのです。

漢方薬は即効性がない？

これについては、第二章の基底顆粒細胞の項目で、すでに説明しました。漢方薬は、長期間服用しなければ効かないと誤解されている方もいるようですが、実際には、服用後十数分で効果を発揮するものもあれば、数時間後、あるいは数日後に効くものもあります。

これはもちろん患者さんの体質、病気の深さなども関与していますが、薬の観点からいうと、漢方薬の作用部位の違いによるのではないかと私は考えています。口の基底顆粒細胞に作用し、口に含むだけで効果のあるものはすぐ効きますし、上部腸管に存在する基底顆粒細胞に作用しているものも、わりと早く効き目を発揮します。これに対し、小腸から吸収されるものは、これらよりも遅れて効き目があらわれます。

手、目、鼻、口などの感覚器官は、触って、見て、嗅いで、味わって、そこを通過するものが食べて良いものか悪いものを判断し、悪いものは体の中に吸収されないようにして、命の根本をつかさどる「腸」を守っています。胃も同じように「腸」を守る能力を持っています。しかし、もし、胃を悪くする薬を飲むと、胃は、「腸」の仕事（ホルモンの排出、栄養分や水分の吸収、思考、腸内細菌の働きなど）を守れず、逆に警戒警報を出して抑制してしまうと考えられます。気をつけて！

いかに薬効が優れていても胃を悪くする漢方薬は絶対飲んではいけません！

三　寒熱と漢方薬

漢方薬とそれを構成する生薬の寒熱について、またその適応症については、以下の表を参考にしてください。しかし、個人の体質はそれぞれですから、自己判断で薬を使用することはしないで、専門家に相談してください。

◆おもな生薬の「寒熱」と効能

黄芩（おうごん）	寒	消炎、解熱、みぞおちや胃の不快感をとるなど
黄連（おうれん）	寒	消炎、解熱、健胃、みぞおちのつかえ感をとるなど
葛根（かっこん）	平	発汗、解熱、首や背中のこわばりをとるなど
甘草（かんぞう）	平	健胃、解熱、解毒、痛みの緩和など
桂皮（けいひ）	熱	発汗、解熱、健胃、整調、鎮痛など
厚朴（こうぼく）	平	健胃、利尿、強壮・胸腹部の膨満感をとる
柴胡（さいこ）	寒	解熱、解毒、強壮など
地黄（じおう）	寒	補血、強壮、滋養、鎮痛など
芍薬（しゃくやく）	寒	筋肉をほぐす、瘀血をとりのぞくなど

生姜（しょうきょう）	熱	健胃、解毒、吐き気を鎮めるなど
大黄（だいおう）	寒	消炎、排膿、下痢、瘀血をとりのぞく
大棗（たいそう）	平	鎮咳、利尿、強壮、鎮痛など
沢瀉（たくしゃ）	寒	利尿、止渇、めまいや頭痛を鎮めるなど
陳皮（ちんぴ）	熱	鎮咳、去痰、発汗、健胃、吐き気を鎮めるなど
当帰（とうき）	熱	補血、強壮、鎮痛、瘀血をとりのぞくなど
人参（にんじん）	熱	強壮・補血・健胃・代謝の促進
半夏（はんげ）	熱	鎮咳、去痰、吐き気を鎮める、むくみをとるなど
茯苓（ぶくりょう）	平	利尿、鎮静、強壮など
附子（ぶし）	熱	強心、代謝の促進、鎮痛など
牡蠣（ぼれい）	平	強壮、健胃、鎮静など
麻黄（まおう）	熱	発汗、利尿、鎮咳、鎮痛など

『漢方　日本人の誤解を解く』（劉大器著　一九九七年　講談社）第五章　生薬の「寒熱」を探るより

（注）効能表は、日本で用いられている生薬表を引用したものです。

◆おもな処方の「寒熱」と適応症

安中散	熱	胸焼け、げっぷ、食欲不振・神経性胃炎、慢性胃炎
桂枝湯	熱	体力が衰えたときの風邪
温清飲	寒	月経不順・月経困難・血の道症・更年期障害・神経症
黄連解毒湯	寒	上半身の出血・高血圧・脳溢血・ノイローゼ・皮膚掻痒症
乙字湯	寒	切れ痔・いぼ痔
葛根湯	熱	感冒・鼻かぜ・肩こり・上半身の神経痛・じんましん
五苓散	寒	浮腫・めまい・嘔吐・二日酔い・下痢・頭痛・糖尿病
柴胡加竜骨牡蠣湯	寒	高血圧・てんかん・動悸・神経症・ヒステリー・夜啼症
四物湯	熱	産後、流産後の疲労回復・月経不順・冷え性・むくみ
小柴胡湯	寒	肺炎・慢性胃腸障害・肝障害・産後の回復不全
小青安竜湯	熱	鼻かぜ・気管支炎・気管支喘息
真武湯	熱	新陳代謝の衰弱した冷え性。
当帰芍薬散	熱	更年期障害・冷え性・お産後の障害
八味地黄丸	熱	腎血流不全の回復・腎性高血圧・腰痛・糖尿病
半夏厚朴湯	熱	不安神経症・神経性胃炎・げっぷ・不眠・のどの違和感
白虎加人参湯	寒	のどの渇きとほてり

防已黄耆湯（ぼういおうぎとう）	熱	むくみ・多汗症・
防風通聖散（ぼうふうつうしょうさん）	寒	高血圧・肥満症・むくみ・便秘
補中益気湯（ほちゅうえききとう）	熱	病後の体力回復・結核・脱肛・寝汗・胃下垂
麻黄湯（まおうとう）	熱	風邪・体の痛み
六君子湯（りっくんしとう）	熱	胃炎・パニック症・胃障害

『漢方　日本人の誤解を解く』（劉大器著　一九九七年　講談社）第六章「寒熱」を応用した処方学を参考に、一部、著者により追加（注）適応症欄はあくまでも日本で用いられている処方法を引用したものです。

「考根論」によせて

先生のかたわらで仕事をして

竹野　直美（田中医院勤務看護師）

田中先生は、一言でいうと、変わり者で子どもがそのまま大人になったような先生です。

しかし、いままで見てきた医師とは一味違う魅力があります。私と先生とは親子ほど年が離れていますが、先生の意見には賛同しますし、納得させられる部分が多々あります。

看護師としての仕事を始めてから約十年間、「自分がやりたい仕事って、看護師ってこんなものなのか。私は患者さんに機械的に接していないか。患者さんの心の支えになっているだろうか。今の仕事のままなら別に資格なんて必要ではないし、私がここにいなくても、かわりの人はいっぱいいるのではないか」と頭を悩ませていました。

その後、第二子の出産を機に退職し、一年間は、子育てに専念しました。ふたたび職探しをしようとしたところ、田中医院から電話をもらい、仕事をすることになりました。それから十三年間、田中医院で、看護師として仕事をしています。

田中先生のもとで毎日仕事をするのは本当に楽しいです。先生のお話を聞いたり、先生と意見を交換するのが楽しいし、そのなかで、私が考えていることと同じことを先生も考えていらっしゃったのか、と思うと、とてもうれしい気持ちになります。また、先生が、患者さんに東洋医学とは何か、お腹を触って何がわかったのか、今回はどのような漢方薬を処方するのか、などを説明するとき、患者さんの目の色が変わり、先生の意見に納得してくるのがわかると、かたわらにいる私は、鳥肌がたちます。そして、話が終ったあとの患者さんの安心した顔を見ると、私もうれしくなるのです。心から患者さんに「良かったね」といいたくなる、この瞬間が快感なのです。

私は、自分自身が行きづまったとき、じつにいろいろな本を読みました。松下幸之助、石原慎太郎、瀬戸内寂聴、アインシュタイン、ユングの心理学、宗教雑誌、哲学の名言などです。しかし、私の記憶にはただ〝読んだことがある〟ということくらいしか残っていません。なんて記憶力が悪いのだろうと自分が嫌になりますが、それでもときに役に立ちます。

「あっ、その話、読んだことがあります。たしか、こんな風に書いてありました」

「そうか。そう、あんたの言うとおりばい」

先生とそんな会話ができるのです。そのような会話のなかに、患者さんにたいするヒントも多くあります。

アインシュタインがじつは自閉症だったというのもそうです。先生のかたわらで仕事をしてから、たっぷり耳にしみついてしまいました。

先生は、医療以外の話でも盛り上がります。政治、経済、子育て、教育、家庭、あげくの果ては恋愛まで。じつに愉快なのです。

そして、先生は、人の先、いや人の先の先を見て歩く人です。だから、世間一般からは変わり者といわれるのです。

いまの東洋医学にたいしても、周囲の人々が関心を持つまでには、十年はかかります。田中先生もいまやっと走り始めたばかりなのです。でもそこに、先生の年齢が邪魔をしています。人生とはなんと皮肉なことなのでしょう。一生懸命やればやるほど、風当たりが強くなるのです。

患者さんは、このような治療を求めているのだと思います。たしかに西洋医学は必要不可欠です。しかし、西洋医学で納得いかない部分を解決できるのが、東洋医学ではないでしょうか。

心療内科へ通われる方々、現在の子どもたち、教育者、長いこと神経痛で苦しんでいる方々、不妊症の患者さん…、数えあげればきりがないほど、いまの先生の所には、そういう患者さんたちが口コミで知ったと、治療にみえるのです。そして、先生の話を聞いただけで半分治った気がする、と明るい顔で帰られます。

先生が十年かけて手探りで切り開いてきた東洋医学を傍で見てきて思うのは、東洋医学は、じつに奥深くむずかしいということです。一＋一＝二の答えがすぐ出せない、一＋一＝三かもしれない、十かもしれない、そんな十人十色の治療法なのです。勉強すればするほど、何千年も続いている医学をひもとき、理解するのがいかにむずかしいか、ということを痛感します。

東洋医学の権威である先生方は多くいらっしゃると思いますが、私は田中先生のような方がいても良いと思っています。

魯迅の名言に「もともと地上には道はない、歩く人がおおければ、それが道になる」とあります。

田中流東洋医学「考根論」は、いままさに先生が歩き始めました。その道を多くの人に歩いてもらいたい、そして田中流東洋医学「考根論」の道を作ってもらいたい私はと願っています。

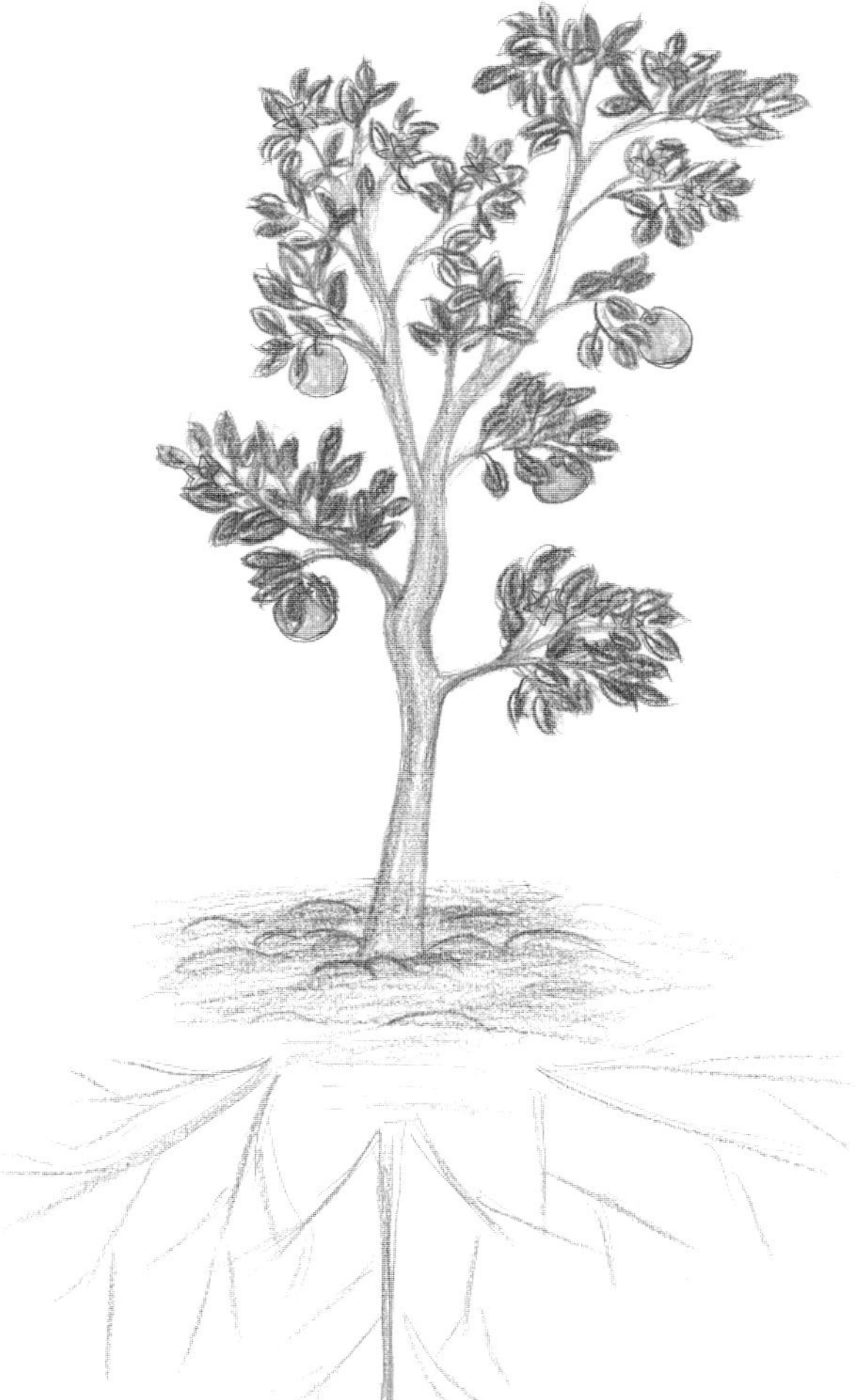

「考根論」をどう捉えるか？

千葉　憲哉（西諫早病院理事長）

一九九八年秋、アメリカ外科学会出席の帰りに、肝臓移植の世界的権威スターツル教授が主宰するピッツバーグ大学病院に立ち寄る機会を得た。当時、九州大学出身の藤堂省先生（現北海道大学医学部外科教授）が精力的に肝臓移植を手がけておられた。そこで移植手術を見せていただくことになった。当然、肝臓移植を見せていただく予定であったが、手術場では同じ九州大学出身の先生方が、移植準備をされていた。のぞきこむと、ビニールに包まれた腹部臓器が入れてあり、ていねいに、腸管のプレパレーション中であった。その臓器は交通事故で脳死となった患者の臓器で、フロリダからピッツパーグまで自家用ジェットで空輸してきたばかりであった。手術場では、藤堂先生が移植をはじめておられ、「今日は小腸の移植をするんだ」とのこと。かたわらにおられた先生が「小腸は移植がなかなかうまくいかない。なぜかわからない。免疫と関係があるんだろう？」とのこと。かなりの時間をかけて小腸・膵臓も合わせて移植が行われた。ただ、めずらしさのみで手術を見学させてもらった。当時、日本では、生体肝移植がはじまったばかりであった。腎臓より、心臓より、肝臓より、膵臓より、さらに移植が困難なのは小腸であるとの実感を持ったのは、帰国翌年、京都大学の田中紘一教授が小腸移植を日本ではじめて試みられたことで、その移植のむずかしさを知ったのである。

時も場所もがらりと変わって、その翌年の我々の所属する地区の医師会忘年会で、ひとり、声高に弁舌をぶっている田中保郎先生を見つけた。「漢方がなぜ効くのかの理論を見つけた！」とおっしゃっている。「小腸は、木の根っこだ！」と田中先生はのたまわった。先生の主張の「考根論」である。「えっ」と私は息を飲んだ。ふとピッツバーグでの小腸移植を思い出した。つい話に惹かれて先生の話に耳を傾けた。それが漢方考根理論との出会いだった。その後、先生は各地で懸命な講演会活動をされ「仮説：考根論」を説いて廻られた。しかし、その結果はというと「納得がいく」という反応が、ある場合とない場合があり、先生は一喜一憂されている。とくに、漢方の領域の方々から、そっけない反応を示されることに、いたく傷ついておられる御様子である。田中先生は、この仮説を誰も認めてくれない苦悩が続いている。そのなかでも、興味を示すひとりに長崎大学医学部移植外科教授・兼松隆之先生がおられる。教授は、田中先生の話を聞かれ、その見解が長崎新聞に記事として取り上げられた。そのなかで「小腸の大量切除は、小児では残存小腸は三十センチ以上なければならない」「小腸は他の臓器移植より拒絶反応が起きやすく成功率が高くない」などをあげ、田中先生の「考根論」が根拠ある理論であることを紹介されている。教授の理論展開からは、スムーズに「考根論」に行き着く。

でもなぜ、「考根論」は、受け入れる人と受け入れない人がいるのだろうか？　私はその理由を考えてみた。

漢方薬学には理屈は必要ない。流行言葉でいえば、パターナリズムの世界です。大先生のおっしゃることには何事にも理屈をいうな！　黙って聞いてなさい！　なのである。漢方の効果も、漢方医の言葉を信じるしかない。飲んでみると西洋の薬物と効き方がたしかに違う。理屈はせいぜい体質改善だと説明される。

やはり漢方は必要だと使って納得する人が多い。それは、西洋と反対に東洋の伝統かもしれない。仏教の教えも同じだ。空海は中国で多くの仏典を勉強したあげく、仏の教えを詮索せず、庶民は素直に信じることを日本で教えたそうだ。だから漢方医は「なぜ、漢方薬が効くのか」の説明を一切しないし、また、その理由を探らなかったようだ。どうして漢方薬は効くの？　と漢方医に聞いても、いやがられるだけだと思うのだ。最近少しずつ、この考え方が変わってきた。近代西洋医学の考え方が入り、漢方薬の薬理作用を研究する東洋医学が注目されているが、あくまで西洋医学と同じEvidenced based Medicine[1]で説明しようとする試みだ。

医師として大学で研究していた経験からいえば、仮説を裏付けるには検証が必要である。すなわち最近の流行言葉でいえばEvidenced based Medicineが必要なのである。西洋医学にたずさわる人間は、必ず理由を求める。何故？　なぜ？　である。そういったなかで西洋医学を学んだ田中保郎先生が、理由を漢方に求めたのは、至極当然。漢方の臨床経験を積み、漢方には必ず理屈があるはずとEvidenced based Medicineを求めて「仮説：考根論」に突き当たった。いい加減な研究生活をせず、しっかりと西洋の科学理論を身につけておられるからだと思う。

多くの人にとって、この仮説「考根論」を認めず、興味さえ示さないのは、きわめてもったいないことだ。西洋でも昔から仮説を唱える人はなかなか認めてもらえない。なぜなら裏付けるEvidenceが検証しがたいからだ。事実、生きているうちには認められず、死後、ノーベル賞の値するといわれるものは、たくさんある。東洋の漢方は、所詮、説明は不用かというとそうではない。東洋の思想もきちんと物理学の仮説を説明している。しかも仏教経典に、である。最近、般若心経を説いた本『生きて死ぬ知慧』がでた。生命科学者・柳澤佳子氏が書いたものである。そのなかに「この世界は五つの成分（五蘊（ごうん））で出来ている。形有るものは形無きものと、その成分は変わっていない（色即是空空即是色）形を持つもの、持たないものもはその安定性が変わっただけです。という。だから、生きた死んだと悩んでも、所詮、五つの成分の有り様が変わっただけで、この宇宙の中での変化に過ぎないのだ。このことを観音様は気づいたんだよ！」と説明してある。これはまさに、現代物理学の元素で成り立つ、この物質世界とエネルギーの法則を、数千年の以前、東洋の哲学？宗教？　が現代科学とほぼ同じ説明をしているのだ、じつに驚きである。

東洋の科学は西洋の科学を超えている！　これはパターナリズムではない。きっと、田中先生が説いておられる「考根論」は、東洋と西洋の科学の一致点を説いておられると考えている。皆様はどう思われるだろうか？

〈注〉

1　p75コラム「歴史が証明する医学的根拠（ＥＢＭ）」で説明

終わりに

田中　保郎

メスを持つ外科医としての医療に誇りを持っていましたが、開業後、ひとりで行う外科医療に限界を感じ、メスを持たない医師が行うべき医療行為を求めはじめました。

まず、座禅を組み、般若心経を読み、自分なりに、「こだわらず、一生懸命生きる」世界を学びましたが、このことを患者さんに伝えるのは、宗教家やお坊さんだと考えました。

つぎに、麻酔科時代に興味を持った「鍼治療」に、ひとりでやれる医療の道を求めました。しだいに患者さんが多くなり、それと同時に鍼治療では治らない患者へ「漢方薬治療」を開始しました。当然、はじめは西洋医学的思考（対症療法）での漢方薬の投与、病名や症状への投与でした。しかし、先輩医師たちの本を読むと、漢方薬は症状や病名に投与するのでなく、体質に向かい（対証療法）投与されなければならないと書いてありました。このことは、症状を呈しているところ以外にその病気や症状を起こす原因や場所があることを示唆しているのだと考えました。しかし、それが何なのか？

ある日、この体質や体調を決める場所や物が「腸管であり腸内細菌」だったことにきづいたのです。そして、漢方薬は、この「腸管や腸内細菌」の状態を良好に保つために開発された薬だったです。このことは、植物で「花が病んだら、根を太らせよ！」の格言のように、植物が弱ったとき、その植物に合ったように土壌改善（土をたがやし、水分調節、温度調節、有用微生物の投与）して、根を丈夫にして植物を元気にすることに通じていました。

しかし、医学理論ができあがっても、人の「腸管や腸内細菌」の状態を良好に保つための医療行為はたいへんむずかしい行為で、患者さんの特性を見抜く推理力、漢方薬の薬理作用や特性を熟知する経験力、腸管や腸内細菌を傷める外からの障害を見抜く力を必要とするのです。

私は、その力がまだまだ不十分なので、患者さんをすべて治すことができませんが、それでも、私の医学理論を聞いて治療を受ける患者さんの目に「医療革命」を感じるのです。それはきっと、臓器移植や手術技術や診断機具や治療薬の発達で、西洋医学は素晴らしい発展をしたのに、花粉症、アトピー、喘息、心身症、子供の心の乱れなどの慢性疾患を、なぜ治せず、増え続けるのか、という問いかけに対する答えが、患者さんに届いたということではないでしょうか。

三千年前に、中国でメスを持つ医師（外科医）以外の医師が行うべき医療行為は「対証療法」であるべきことを断じています。下剤や睡眠薬や安定剤や解熱剤の投与や対症的医療は「民間医療」で、医師は、〝腸管や腸内細菌〟に向かう医療を行えといっているのです。

最近、福岡在住で日本東洋医学会名誉会員の原敬二郎先生より、中国医学のバイブル『黄帝内経』に、「小腸は伝導の官（支配者）」という言葉があることを教えていただきました。二千年前に、じつは、中国の人は、「小腸の偉大な力」を知っていたことをあらためて教えていただき、新たに力強い歴史のエネルギーを「考根論」に注入することができました。私の「考根論」なる医学理論は、多くの慢性疾患を救うようになり、医師に誇りをもたらすと信じます。

ここでやっと、劉大器先生の「医師は技術者になるな、思想家たれ」を実行できたと感じ、そのために「考根論」を多くの医師や患者さん達に知ってもらう必要性を感じて、このたび「本」にいたしました。

「本」にするにあたり、症例を書くことをいわれましたが、症例本は数え切れないほど発表されているので、ぜひ、それらを参考に読んでいただければと思います。さらに、多くの人や企業の助けを受けたことを、紙面で御礼申し上げます。（敬称略・順不同）

長崎大学医学部長の兼松孝之
朝日メディカルの海江田裕紀
福岡市・恵光会原病院名誉理事長・名誉院長の原敬二郎
長崎大学医学部同級生の石川傑一、安部正之、武富勝郎、松尾治吉
医師先輩や仲間、林曉生、古川正人、千葉憲哉、堀内英俊、松本勝、藤原久郎
三菱電機の松尾実、長崎放送の長岡友昭、三菱重工の長岡清子
「考根論」のシンボルの絵を描いた竹野直美
東邦自動車会長の浜辺明
姉の国澤あふひ
ツムラ製薬

【参考文献】

『漢方　日本人の誤解を解く』　劉大器著　一九九七年　講談社発行
新装版　『漢方医学』　大塚敬節著　二〇〇四年　創元社発行
「長沙腹診考」壺中天薬局ホームページ〈文献コーナー〉
創元医学新書　『漢方医学』　大塚敬節著　一九五七年　創元社発行
岩波新書（新赤版）191　『腸は考える』　藤田恒夫著　一九九一年　岩波書店発行
岩波新書（黄版）58　『腸内細菌の話』　光岡知足著　一九七八年　岩波書店発行
『東医雑録(1)』山本　巌著　一九八〇年　燎原書店発行
「暮らしと医」兼松隆之筆　二〇〇四年七月二十四日　長崎新聞
二〇〇三年五月一日　ロイター通信（「Yahoo News」）
『新選　国語辞典　新版』金田一京助他編　一九五九年　小学館発行
平凡社新書195　『免疫と腸内細菌』　上野川修一著　二〇〇三年　平凡社発行
NHKブックス948　『内蔵が生みだす心』　西原克成著　二〇〇三年　日本放送出版協会発行
『究極の免疫力』　西原克成著　講談社インターナショナル発行
『記憶する心臓』　クレア・シルヴィア&ウィリアム・ノヴァック著　飛田野裕子訳　一九九八年　角川書店発行
PHP文庫　『論語に親しむ』　今泉正顕著　二〇〇一年　PHP研究所発行
「医の哲学」井村裕夫筆　PHYSICIANS' THERAPY MANUAL（PTM Vol.9 13(3) APR. 1998）
「外科治療」―術後多臓器不全の予防と治療―　深柄和彦、齊藤英昭、平出星夫著、2003.6 Vol.88 No6　永井書店発行

東洋医学「考根論」

発行日　2005年11月21日　初版
2008年6月13日　第2刷
2009年6月25日　第3刷
2010年7月15日　第4刷
2012年2月20日　第5刷

著　者　田中　保郎　Tanaka Yasuo

編集人　堀　憲昭　アシスト・犬塚明子

発行人　中野　廣

発行所　株式会社　長崎文献社
〒八五〇—〇〇五七　長崎市大黒町三—一　長崎交通産業ビル五F
TEL　〇九五（八二三）五二四七　FAX　〇九五（八二三）五二五二
H P　http://www.e-bunken.com

印　刷　日本紙工印刷株式会社

ISBN 978-4-88851-027-1 C0047 ￥1200E